DE L'ÉPILEPSIE
CONSCIENTE ET MNÉSIQUE

ET EN PARTICULIER

D'UN DE SES ÉQUIVALENTS PSYCHIQUES

LE SUICIDE IMPULSIF CONSCIENT

PAR

Le Dʳ Maurice DUCOSTÉ

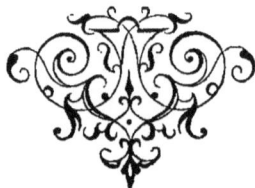

BORDEAUX

IMPRIMERIE G. GOUNOUILHOU

11, RUE GUIRAUDE, 11

—

1899

DE L'ÉPILEPSIE
CONSCIENTE ET MNÉSIQUE

ET EN PARTICULIER

D'UN DE SES ÉQUIVALENTS PSYCHIQUES

LE SUICIDE IMPULSIF CONSCIENT

PAR

Le Dr Maurice DUCOSTÉ

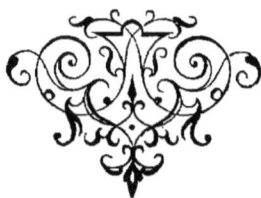

BORDEAUX

IMPRIMERIE G. GOUNOUILHOU

11, RUE GUIRAUDE, 11

—

1899

A MON PÈRE

A MES SŒURS

A MON EXCELLENT AMI

MONSIEUR Henri NANCEL-PENARD

A MES AMIS

A MONSIEUR LE PROFESSEUR PIÉCHAUD

A MONSIEUR LE PROFESSEUR PITRES

A MONSIEUR LE DOCTEUR RÉGIS

CHARGÉ DU COURS DE MÉDECINE MENTALE A L'UNIVERSITÉ
DE BORDEAUX

A MESSIEURS LES PROFESSEURS AGRÉGÉS

LE DANTEC, PACHON, CASSAET, AUCHÉ

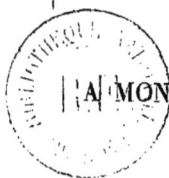

MONSIEUR LE PROFESSEUR ARNOZAN

Je ne dirai qu'un mot sur ma thèse : c'est une œuvre essentiellement personnelle.

Je prends donc toute la responsabilité de ce qu'on va lire. Si cette étude méritait quelques critiques ou quelques attaques, c'est à moi seul qu'elles devraient s'adresser.

Cela posé, je remercie M. le Docteur Régis qui a bien voulu prendre la peine de lire le manuscrit de ce modeste travail et de me donner quelques conseils précieux dont j'ai profité.

Bordeaux, 5 juillet 1899.

DE L'ÉPILEPSIE
CONSCIENTE ET MNÉSIQUE[1]

ET EN PARTICULIER D'UN DE SES ÉQUIVALENTS PSYCHIQUES :

LE SUICIDE IMPULSIF CONSCIENT

INTRODUCTION HISTORIQUE

Le domaine de l'épilepsie s'est singulièrement agrandi dans la seconde moitié de ce siècle. Les nombreuses recherches des savants contemporains ont définitivement brisé le moule étroit où tous les auteurs, depuis Hippocrate, avaient jeté leur conception clinique du mal comitial : une maladie se traduisant par un spasme tonico-clonique.

L'épilepsie n'est plus une entité morbide : c'est un ensemble de syndromes qui traduisent un état spécial d'irritabilité et d'excitation des centres nerveux. Irritabilité, surcharge d'influx nerveux, non pas accidentelles, mais constantes, qui vont donner à l'épileptique un cachet particulier, une façon d'être spéciale, intellectuelle et physique. Excitation qui sera plus ou moins périodique, plus ou moins violente, dont on connaîtra, ou non, les causes multiples et changeantes (épilepsies

---

[1] J'entends par *épilepsie mnésique*, les paroxysmes épileptiques dont le malade garde le souvenir. Comme amnésique, le mot mnésique est légitime, et, s'il n'existe pas, il était bon de le créer.

Je ferai remarquer, dès la première page de ce travail, que lorsque je parle de pronostic, traitement, etc., d'un suicide, il faut entendre évidemment pronostic, traitement, etc., d'une tendance au suicide.

sympathique, symptomatique, idiopathique) et qui, sur le
fond constant et particulier de l'épileptique, viendra de
temps en temps jeter un bouleversement subit, ou, suivant
les expressions consacrées, « une décharge, un paroxysme,
une convulsion ». Bouteille de Leyde, saturée d'électricité,
toujours en imminence de décharge, soit; tel est le système
nerveux de l'épileptique : c'est bien la comparaison toujours
reprise; mais bouteille de Leyde, dont les décharges se
font sur elle-même, excès d'influx nerveux accumulé dans
les cellules cérébrales et dont le trop-plein se déverse sur ces
cellules. Elles traduiront leur trouble, leur excitation exagérée
par des convulsions différentes, suivant les fonctions des orga-
nes auxquels elles commandent. Or, elles dominent toutes nos
fonctions; elles en sont les premiers et nécessaires moteurs :
l'épilepsie sera une maladie de tout l'être et l'on pourra lui
décrire des symptômes, en apparence très dissemblables, mais
ne traduisant qu'un mode de réaction particulier en face d'une
même irritabilité, d'une même excitation exagérées.

Plus ou moins associés entre eux, au hasard de l'observation clinique, plus ou moins isolés, ces symptômes, ou mieux
ces syndromes, peuvent être classés en : moteurs, sensitifs,
sensoriels, viscéraux, psychiques.

Ce sont peut-être ces derniers — les phénomènes psychiques — qui ont donné lieu, dans cette efflorescence contempo-
raine d'études sur l'épilepsie, aux travaux les plus intéressants et les plus profonds.

L'épilepsie psychique a été créée, on pourrait dire de toutes
pièces, par deux aliénistes français, qui ont poussé la minutie
de l'observation clinique jusqu'au génie : Jules Falret et
Morel ([1]). Leurs mémoires parurent en 1860, simultanément,
coïncidence si fréquente dans l'histoire de la science.

Avant ces travaux on avait avancé que le mal caduc pouvait

([1]) Morel, D'une forme de délire, suite d'une surexcitation nerveuse se rattachant
à une variété non encore décrite d'épilepsie (épilepsie larvée) (*Gazette hebd. de méd.
et de chir.*, 1860, t. VII, p. 773, 819, 836).
J. Falret, De l'état mental des épileptiques (*Archives générales de médecine*,
1860-1861).

donner naissance à certains troubles intellectuels. Mais on avait observé bien peu soigneusement, à fleur de phénomène pour ainsi dire. Sur les données acquises, les juges se croyaient en droit de n'admettre l'irresponsabilité des épileptiques que pour les faits délictueux qu'ils avaient commis trois jours avant ou après leurs attaques! Encore fallait-il que leurs actes fussent vraiment marqués au coin d'une évidente aliénation.

Cependant, déjà, depuis quelques années, un petit nombre d'auteurs avaient attiré avec plus d'insistance l'attention sur les troubles intellectuels des épileptiques. La thèse de Maisonneuve [1], les travaux de Georget [2], Esquirol [3], Ferrus [4], Herpin [5], Delasiauve [6], les vues plus pénétrantes de Bouchet et Cazauvieilh [7], et surtout les recherches antérieures de Morel [8] et celles de J.-P. Falret [9], avaient dessiné un mouvement nouveau, quoique timide encore.

Cavalier [10] écrit en 1850 : « Dans le cas même où l'on voudrait ranger la fureur au nombre des simples complications de l'épilepsie, on serait obligé de reconnaître qu'elle emprunte à cette affection des traits si frappants, qu'il est possible, dans certains cas, de *soupçonner des attaques* chez ceux qui présentent une fureur de cette espèce. »

Aubanel [11], dans un remarquable rapport, conclut nettement : « Des accès de fureur pourront éclater par la suite, *soit spontanément*, soit consécutivement à des attaques d'épilepsie. »

Guillermin [12], élève de Morel d'ailleurs, étudie en 1857 le

[1] Maisonneuve, *Recherches et observations sur l'épilepsie* (thèse de Paris, an XII).
[2] Georget, *De la physiologie du système nerveux et spécialement du cerveau*, etc., etc., 1821 (Œuvres, 1820-1828).
[3] Esquirol, *Des maladies mentales*, etc., 1838 (2 vol.).
[4] Ferrus, *Des aliénés*. Paris, 1834.
[5] Herpin, *Du pronostic et du traitement curatif de l'épilepsie*, 1852.
[6] Delasiauve, *Traité de l'épilepsie*, 1854.
[7] Voir notamment Cazauvieilh, *Du suicide et de l'aliénation mentale*, 1840.
[8] Morel, *Études cliniques*, 1853.
[9] Falret (Jean-Pierre), *Leçons cliniques de médecine mentale*, Salpêtrière, 1854.
[10] Cavalier, *De la fureur épileptique* (thèse de Montpellier, 1850).
[11] Aubanel, Rapports médico-légaux sur deux aliénés accusés de meurtre (*Ann. méd.-psych.*, 1856, p. 191).
[12] Guillermin, *Étude sur la manie épileptique* (thèse de Paris, 1857).

« caractère habituel des épileptiques. » D'autre part, il pose
en principe : « L'élément générateur (l'épilepsie) imprime à
chacune de ces formes (d'aliénation mentale) un cachet qui
en dévoile l'origine et qui est assez caractéristique pour servir
de caractère spécifique à la maladie. »

Ces tentatives n'avaient pas eu le retentissement utile
qu'elles eussent mérité, et l'on n'admettait guère, même après
elles, que l'intelligence de l'épileptique pût être faussée en
dehors des attaques convulsives.

Billod [1], observateur original et sagace, entra plus avant
dans cette voie féconde que parcoururent hardiment Morel et
Falret. D'emblée, ceux-ci renversèrent complètement les opinions régnantes : « Au lieu de conclure de l'épilepsie au
délire, on doit remonter du délire à l'épilepsie, » dit Falret
dès le début de son travail, et il déclare très nettement :

« Nous croyons qu'on peut découvrir dans ce délire, à l'aide
d'une observation attentive, des caractères assez spéciaux
pour faire soupçonner son origine épileptique, même en
l'absence des attaques convulsives. »

Je reviendrai plusieurs fois, au cours de ce travail, sur le
remarquable mémoire de Falret. L'état mental des épileptiques
y est étudié avec une finesse d'analyse et une sûreté de déduc-
tions véritablement étonnantes. Un chapitre d'applications
médico-légales couronne le tout : il en est comme la conclusion pratique. Les vues ingénieuses et solides qu'il renferme
ont servi de guide aux innombrables auteurs qui ont abordé
depuis cette question si riche et si épineuse.

Morel, dans son mémoire contemporain de celui de Falret,
n'a pas étudié l'épilepsie intellectuelle sous ses multiples
aspects ; il n'aborde qu'un point très restreint, mais très
important : il pense « qu'il n'est pas nécessaire, pour constater l'existence de la folie épileptique, que les malades aient
éprouvé la série des phénomènes désignés généralement sous
les noms d'absences, de vertiges, d'accès intermédiaires, de

---

[1] Billod, *Ann. méd.-psych.*, 1850, p. 611, et *in* J. Falret, *loc. cit.*

chutes et d'accès complets. Il suffit de pouvoir relier les actes délictueux de ces sortes de malades aux caractères généraux et essentiels de l'épilepsie ». Ces caractères « généraux et essentiels », tous pris dans la seule sphère psychique, ce sont « les symptômes qui caractérisent la folie épileptique proprement dite ». Et de cette « folie épileptique », Morel énonce les caractères en des membres de phrase courts, concis, nerveux, si fidèles traducteurs des faits cependant que la presque unanimité des auteurs qui ont écrit depuis sur l'épilepsie intellectuelle auraient pu prendre un de ces petits membres de phrase de Morel comme épigraphe de leur livre, avouant ainsi que leurs travaux n'étaient que la paraphrase, en quelque sorte, d'une idée déjà non pas entrevue, mais catégoriquement énoncée par le perspicace médecin de Saint-Yon.

En effet, en dehors des cas d'impulsion épileptique sans inconscience et sans amnésie (exceptionnels, d'ailleurs, bien qu'à notre avis plus fréquents qu'on ne pense, et qui font précisément l'objet des pages qu'on va lire), il n'est pas de particularité clinique de l'épilepsie psychique que Morel n'ait véritablement reconnue.

Enfin, le grand observateur dotait la science du mot d' « épilepsie larvée », comprenant sous cette étiquette ces cas où des manifestations délirantes, des impulsions, des phénomènes mentaux anormaux pouvaient être rattachés sûrement à l'épilepsie, sans que celle-ci se fût traduite ou se traduisît jamais par les symptômes ordinaires, les symptômes convulsifs du mal caduc.

Cette conception de l'épilepsie larvée fut loin de rallier tous les esprits.

On se refusa à l'admettre, sans trop savoir pourquoi. On se sentait « peu disposé à conclure, tant qu'on n'avait pas eu, en fait d'épilepsie, la démonstration rigoureuse d'un trouble physique, qui (selon les idées préconçues) existait toujours » (¹).

(¹) Motet, *Ann. d'hygiène et de médecine légale*, 1875, p. 424.

C'est encore l'opinion de Sankey [1], Hughlings Jackson [2], Gowers [3], Garimond [4], Legrand du Saulle [5], etc.

En France, un des adversaires les plus résolus de l'épilepsie larvée, ce fut Christian [6]. Avec la netteté de formules qui lui est habituelle, il conclut que « l'épilepsie a toujours besoin, pour être caractérisée, de l'accès, de l'ictus épileptique complet ou incomplet, que l'épilepsie larvée n'existe pas; qu'elle n'est que l'épilepsie méconnue, et qu'en tout cas, c'est l'existence de l'accès convulsif qu'il faut constater tout d'abord. » Ces conclusions si tranchantes ne découlent malheureusement pas ni des faits ni des réflexions que Christian nous apporte. En vérité, pour peu qu'on se tienne en garde contre la séduction de l'auteur, on est forcé de convenir que si Christian ne croit pas à l'existence de l'épilepsie larvée, c'est de sa part une conviction, sincère et profonde sans doute, mais qu'il serait embarrassé peut-être d'expliquer.

Malgré ces attaques, la croyance en l'épilepsie larvée s'est maintenue. En dehors d'un certain nombre de thèses qui parurent à diverses époques sur ce sujet, nous trouvons, parmi les défenseurs de l'épilepsie larvée, Bucknill et Tuke [7], Charcot [8], Pitres [9], Ball [10], Magnan [11], Féré [12], etc.

Cependant, les sceptiques n'ont pas désarmé, et l'assurance de Féré, lorsqu'il nous dit : « Il est admis, sans conteste aujourd'hui, que les troubles mentaux dus à l'épilepsie peuvent se produire en dehors de tout paroxysme convulsif, » ne doit malheureusement pas être prise au pied de la lettre.

[1] Sankey, *Lectures on mental diseases*. Londres, 1883.
[2] Hughlings Jackson, in *Medical Press and Circular*, p. 409, 1874, et *West Riding Lun. Asyl. Med. Reports*, p. 330, 1874.
[3] Gowers, *Traité de l'épilepsie*, traduit en français par Carrieu.
[4] Garimond, *Ann. méd.-psych.*, 1878.
[5] Legrand du Saulle, *Étude médico-légale sur les épileptiques*. Paris, 1877.
[6] Christian, *Epilepsie, folie épileptique* (*Comptes rendus du Congrès de méd. mentale de Paris*, 1878).
[7] Bucknill and Tuke, *A Manual of psychological medicine*, Londres, 1879.
[8] Charcot, *Leçons du mardi*, 1888-89, Sur un cas d'automatisme ambulatoire.
[9] Pitres, Étude sur quelques équivalents cliniques de l'épilepsie partielle ou jacksonienne (*Revue de médecine*, p. 609, 1888).
[10] Ball, Note sur un cas d'épilepsie avec conscience (*Encéphale*, p. 247, 1886).
[11] Magnan, *Leçons cliniques sur l'épilepsie*. Paris, 1882.
[12] Féré, *Les épilepsies et les épileptiques*. Paris, 1890.

Devant de si catégoriques déclarations, partant d'un camp et de l'autre, comment se fixer? — On reste perplexe...

Il n'est pas vrai de dire que les faits peuvent trancher la question (¹) : aux partisans de l'épilepsie larvée, ses adversaires répondront toujours qu'il est possible de ne pas voir une absence, un vertige très courts, et qu'après tout, on ne peut suivre un malade à chaque pas de son existence.

On prévoit que, seules, pourront définitivement fixer la vérité, une connaissance plus complète des centres nerveux, une précision plus grande dans la détermination des lieux où s'élabore la vie intellectuelle, des voies que prennent ses opérations primordiales, pour former des associations de plus en plus élevées dans l'ordre psychique. Lorsque ces études délicates, que Wundt (²), le père de la psychologie physiologique, a, le premier, systématiquement abordées, auront porté leurs fruits, on saura, sans doute, si, dans l'espèce, il peut y avoir des « convulsions mentales » en dehors des convulsions physiques, si la décharge comitiale peut frapper les centres psychiques à l'exclusion des centres moteurs.

D'ailleurs, a-t-elle tant d'importance cette question de l'épilepsie larvée, qu'il faille attendre, pour en parler avec quelque assurance, l'époque espérée, mais bien lointaine, sans doute, où la physiologie de l'intellect aura ses lois?

Épilepsie larvée, épilepsie méconnue, qu'importe au fond? Qu'importe si, en présence d'un délire, d'une impulsion, d'une façon d'être intellectuelle, on peut avec assurance, et sans symptômes grossiers de mal comitial, remonter à l'épilepsie, cause de ce délire, de cette impulsion, de ce caractère?

Osera-t-on soutenir aujourd'hui qu'un pareil effort est inutile, et que, pour affirmer l'origine épileptique d'un paroxysme,

---

(¹) Parant, Des impulsions irrésistibles des épileptiques (*Rapport à la sixième session du Congrès des médecins aliénistes et neurologistes de France*. Bordeaux (1895), *Comptes rendus*, t. I, p. 162).

Nous avons emprunté à ce travail consciencieux les éléments de l'exposition qui précède.

(²) Wundt, *Éléments de psychologie physiologique,* traduits par Élie Rouvier, 2 vol. Paris. 1886.

d'une convulsion psychique, il faut aux partisans de l'épilepsie larvée « quelques petits signes accessoires, les morsures de la langue, l'incontinence nocturne d'urine ou des matières féca-les, les absences, les congestions passagères, c'est-à-dire des symptômes de l'accès convulsif » ? Comment Christian pouvait-il écrire, en 1878, que « tant que ceux qui ont le plus fait pour l'existence de l'épilepsie larvée n'ont pas découvert l'un ou l'autre de ces signes, ils restent dans le doute » ?

Billod, Falret, Morel n'avaient-ils pas dit, vingt ans aupara-vant, qu'on pouvait se passer et qu'on se passait en pratique des symptômes de l'accès convulsif?

Et tous leurs élèves n'avaient-ils pas porté des diagnostics précis, grâce aux seules particularités du caractère, des délires, des impulsions épileptiques, des diagnostics précis en l'ab-sence de ces « petits signes accessoires, symptômes de l'accès convulsif » ?

Ne sait-on pas mieux encore aujourd'hui, aux caractères d'un délire et sans connaissance des antécédents du malade, dépister une épilepsie qui se cache? M. Christian lui-même ne s'est-il pas surpris bien souvent à le faire, lui qui pousse l'analyse d'une intelligence avec tant de science et de soins(¹)?

Qu'on ne discute plus, cependant, sur l'existence d'une épilepsie larvée, d'une épilepsie intellectuelle se produisant en dehors de tout accès convulsif; qu'on ne discute plus, puisque aussi bien on ne saurait s'entendre. Nous accorderons à nos adversaires (car nous sommes de ceux qui croient à l'épilepsie larvée telle que nous venons de la définir) que les manifestations psychiques de l'épilepsie sont toujours accom-pagnées de symptômes convulsifs; nous avouerons toutefois, avec eux, que ces symptômes convulsifs sont parfois si fuga-ces, si discrets, que les plus perspicaces observateurs ne les peuvent voir; que, cependant, dans beaucoup de cas, dans la majorité des cas même, on reconnaît l'épilepsie à divers signes qui traduisent quelque accès convulsif plus ou moins obscur;

(¹) Voir, à ce propos, Parant, loc. cit., p. 171-172.

mais, en revanche, on nous concédera que sur les seuls signes psychiques — et nous reviendrons sur ces signes — on peut baser un diagnostic.

Nous allons plus loin. Nous pensons que le faisceau complet de ces signes n'est pas nécessaire, et qu'il faut oser parfois rattacher au mal comitial un trouble intellectuel à allures spéciales, en l'absence de certains caractères réputés presque constants, presque pathognomoniques de l'épilepsie.

Deux de ces caractères sur lesquels on a le plus insisté, sont : l'absence de conscience pendant l'accès, l'amnésie après lui. — Il est inutile de faire ici des citations : presque tous les auteurs qui ont écrit sur l'épilepsie sont unanimes sur ce point.

Je donnerai plus loin quelques faits d'impulsion nettement épileptiques où la conscience a subsisté pendant la crise, où la reviviscence de cette crise se fait avec une lucidité, une force absolument normales.

Ces faits sont plus fréquents qu'on ne le croit, et si l'on n'en trouve pas davantage dans les auteurs qui ont étudié les manifestations diverses — intellectuelles ou non — de l'épilepsie, il faut sans doute accuser cette idée, profondément enracinée chez eux : que l'épilepsie est inconsciente dans ses paroxysmes, que la perte de mémoire en est un caractère constant, et que l'inconscience, l'amnésie sont plus que des règles, que ce sont des lois, de telle sorte que toute manifestation, intellectuelle par exemple, qui sort de la norme et qui reste consciente et mnésique, n'est pas de l'épilepsie. »

Eh bien! cela est trop absolu. La règle de l'inconscience, de l'amnésie épileptiques, souffre d'assez nombreuses exceptions. Il faut le dire et le prouver : cela est d'une importance capitale au point de vue médico-légal; et, comme le dît Tamburini [1], qui a écrit sur ce sujet, révéler ces faits, « c'est un véritable devoir non seulement en face de la Science, mais encore de la Justice et de la Vérité. »

[1] Tamburini, L'Amnesia non e carattere costante d'ell' epilessia larvata (*Revista sperimentale di freniatria,* p. 597, 1878).

Il ne faut pas les considérer — je le répète — comme des exceptions tellement rares qu'il soit légitime de leur accorder en principe une importance nulle.

Lorsqu'on feuillette les auteurs, on constate aisément que la plupart d'entre eux ont vu de ces cas d'épilepsie qui restaient conscients et que le souvenir fixait; conscience souvent obscure, mémoire souvent trouble et passagère, mais parfois aussi lucidité parfaite et reviviscence définitive...

Qu'on interroge Delasiauve (¹), par exemple, dont le *Traité de l'épilepsie* est si riche en aperçus originaux. Il sacrifie sans doute aux opinions courantes lorsqu'il dit (p. 67) : « Les malades peuvent conserver un vague souvenir des signes prodromiques qui souvent devancent le paroxysme; mais rien de ce qui se passe dans le fort de la crise, autour d'eux et en eux, n'arrive à leur esprit ni à leur conscience. » Mais, page 257, il écrit : « La perte de connaissance peut être commune aux deux états (épilepsie et syncope); mais, *habituellement* complète dans le premier, elle est rarement portée aussi loin dans le second. » — Habituellement, donc pas toujours. — Plus loin (p. 261), nous trouvons encore : « La perte de la conscience n'est dans l'hystérie presque jamais absolue. Pour les épileptiques, cette faculté est *exceptionnelle.* »

Rosenthal (²) s'exprime ainsi : « D'autres fois, les malades sont pris tout à coup de vertiges... perdent connaissance d'une manière passagère ou même *incomplètement.* »

Axenfeld et Huchaud (³) disent également : « Il existe quelques faits rares où la conscience est *en partie conservée.* »

Comment Herpin (⁴) définit-il l'épilepsie : « Une maladie chronique... avec perte ou *simple trouble* de la sensibilité et de la conscience. »

Russell Reynolds (⁵) parle de perte de connaissance « dans la grande *majorité* des cas ».

(¹) Delasiauve, *loc. cit.*
(²) Rosenthal, *Traité de l'épilepsie,* p. 531.
(³) Axenfeld et Huchard, *Traité des névroses,* p. 717.
(⁴) Herpin, *loc. cit.*
(⁵) Russell-Reynolds, *System of Medecine,* p. 303.

Plus près de nous, Magnan ([1]) professe : « C'est l'inconscience absolue du malade *dans la plupart* des cas. »

« Il ne serait pas impossible, dit Bourdin ([2]), de trouver
dans les auteurs, et nous en avons même une observation personnelle, des cas d'épileptiques ayant après leur crise un
ressouvenir vague, informe, nous le voulons bien, de l'acte
exécuté sous l'influence de l'ictus. »

Tous ces auteurs n'ont parlé de cette conservation de conscience dans l'épilepsie que d'une façon toute incidente et sans
y attacher grande importance.

D'autres, mieux avisés, l'ont signalée avec plus d'insistance :
Ingels ([3]), Hazard ([4]), Nancrede ([5]), Leidesdorf ([6]), Legrand
du Saulle ([7]), Maudsley ([8]), et de plus nombreux, dont les
efforts pour établir cette importante vérité que nous essayons
de défendre à notre tour, méritent mieux qu'une simple
mention.

D'autre part, Féré ([9]) insiste avec beaucoup de raison sur
la difficulté d'admettre l'inconscience d'actes compliqués,
comme ceux qu'accomplissent les épileptiques dans leurs
accès de vagabondage. Après tout, dit-il, « l'inconscience n'est
pas un phénomène nettement déterminé. Lorsqu'on nous dit
qu'un épileptique est inconscient de ses actes, on veut seulement dire qu'il n'en conserve aucun souvenir quand il les a
accomplis. Or, l'absence de souvenir ne prouve pas du tout
que l'acte oublié a été inconscient, » et l'auteur compare très
heureusement l'amnésie post-paroxystique des épileptiques à
l'amnésie rétroactive qui se produit quelquefois en consé-
quence de chocs traumatiques ou moraux.

[1] Magnan, *Leçons cliniques sur l'épilepsie,* p. 3.
[2] Bourdin, De l'impulsion. Sa définition, etc. (*Annales méd.-psych.,* t. I, p. 217,
1896).
[3] Ingels, Cas d'épilepsie remarquable par la conservation de l'intelligence et de
la sensibilité pendant les accès (*Bulletin de la Société de médecine de Gand,* p. 335,
1860).
[4] Hazard, *Saint-Louis med. Record,* p. 131, 1880.
[5] Nancrede, *Annals of Surgery,* 1896.
[6] Leidesdorf, *Psychiatrische Studien ans der Klinick.* Vienne, 1877.
[7] Legrand du Saulle, *loc. cit.*
[8] Maudsley, *Le crime et la folie.*
[9] Féré, *loc. cit.,* p. 143.

D'ailleurs, cette amnésie post-paroxystique n'est pas cons-
tante.

Falret, dans le mémoire déjà cité, donne quelques exemples
de « petit mal intellectuel » (épilepsie psychique) où la conscience et la mémoire ont persisté. Le malade de son observation XIII raconte : « Je ne perds jamais complètement connaissance, mais je me sens poussé malgré moi à faire une
chose ou une autre. » Un autre malade (obs. XIV) « a en
partie conscience du vague et de la confusion qui existent dans
ses idées » ; il explique assez clairement ce qu'il ressent dans
ses crises. Dans l'observation XV (que rapporte aussi Morel),
la mémoire d'un meurtre commis en état d'impulsion épileptique est conservée avec une netteté à peu près satisfaisante.
L'observation XVIII est encore plus explicite : c'est l'histoire
d'un épileptique qui va chercher auprès d'un commissaire de
police protection contre lui-même : il est poussé à tuer sa
femme ; « il la tuera. » C'est là, je crois, une véritable impulsion épileptique consciente et mnésique, en tout semblable
aux exemples que je rapporterai plus loin.

On trouvera des cas semblables dans bien des auteurs.

Tel celui que relate P. Moreau de Tours (¹), et qui ressem-
ble vraiment aux faits que je veux étudier.

Féré remarque que le souvenir d'un paroxysme épileptique,
disparu dans les moments qui le suivent immédiatement, peut
réapparaître spontanément ou lorsqu'on met le sujet sur la
voie. « Il ne faut pas croire, écrit-il, que l'épileptique n'ait
jamais aucune connaissance de ses faits et gestes pendant
l'accès (²). » Et il cite plusieurs observations qui viennent à
l'appui de cette façon de voir.

Tous les phénomènes épileptiques, depuis l'aura jusqu'à
la grande attaque convulsive, peuvent rester conscients ; ils
peuvent tous demeurer plus ou moins intacts dans le souvenir.

(¹) P. Moreau de Tours fils, *De la contagion du suicide à propos de l'épidémie
actuelle* (thèse de Paris, 1875).
(²) Féré, *loc. cit.*, p. 144.

Je ne parle pas de l'épilepsie partielle, où tous les auteurs admettent la conservation de la conscience. On ne saurait cependant en faire quelque chose d'absolument distinct, car on peut affirmer, semble-t-il, qu'entre le « syndrome épileptoïde » décrit par Bravais et Jackson et ce que l'on considère comme « véritablement épileptique », il n'y a pas de différence de nature, mais seulement de degré.

L'aura, cela n'est pas discuté, reste consciente et mnésique dans l'immense majorité des cas.

Il n'est pas difficile de trouver des exemples d'attaques irrégulières, d'**accès incomplets** parfaitement conscients et mnésiques.

J. Falret [1] y consacre quelques lignes et cite les auteurs qui en ont parlé avant lui : Cheyne [2], Nasse [3], Griesinger [4]. Il aurait pu citer également Herpin [5], qui en donne quelques observations indéniables.

Schroeder van der Kolk [6], quelques mois auparavant, avait déjà noté des faits semblables.

Nancrede [7], Hughes [8], Clarke [9], citent chacun un cas plus détaillé; Bombarda [10] en fait connaître deux, Bannister [11] trois. Tout dernièrement, j'en ai vu un avec M. le Dr Régis. Je résumerai plus loin cette observation, très intéressante [12].

Ces faits sont évidemment beaucoup plus fréquents qu'il ne semble à première vue [13].

---

[1] J. Falret, *loc. cit.*, p. 8.
[2] Cheyne, *Cyclopedia of practical med.*, art. *Epilepsy.*
[3] Nasse, *Journal d'anthropologie*, p. 190, 1825.
[4] Griesinger, *Traité des maladies mentales*, p. 287-288, 1845.
[5] Herpin, *loc. cit.*
[6] Schrœder van der Kolk, *Bau und Functionen der Medulla spinalis*, etc., 1859.
[7] Nancrede, *loc. cit.*
[8] Hughes, *Weekly medical Review*, 1887.
[9] Clarke, *Alienist and Neurologist*, p. 400, 1881.
[10] Bombarda, *Revue neurologique*, 1894.
[11] Bannister, *Neurological Review*, 1886, et *American Journal of insanity*, 1897.
[12] Voir note de la page 58.
[13] M. le Dr Régis m'a communiqué tout récemment l'observation d'une malade, Delphine D..., franchement épileptique et sans aucun stigmate hystérique. Depuis quelque temps, elle a des accès incomplets, conscients. Elle avait depuis cinq ans des attaques absolument inconscientes. Elle se présente à la consultation

Les observations de **grandes attaques convulsives**, où la conscience et la mémoire subsistent, sont certainement plus rares.

Kunze ([1]) aurait écrit sur ce sujet un article que je n'ai malheureusement pas pu me procurer.

Bannister ([2]) a cité deux cas, l'un en 1886, l'autre en 1897, « de grand mal pleinement développé, » qui paraissent assez probants au point de vue qui nous occupe.

Le premier se rapporte à un jeune épileptique de vingt-quatre ans. Voici comment Bannister décrit une attaque à laquelle il assista :

« J'arrivai près de lui comme il était dans le stade des convulsions générales, tordant ses membres et son tronc. Mais ses yeux étaient ouverts, et je voyais qu'il les portait çà et là, comme s'il faisait attention à ce qui l'entourait. Mis en éveil par ce symptôme, je l'appelai fortement par son nom, et il tourna sa tête vers moi avec une expression intelligente, comme s'il comprenait. Je répétai cette expérience plusieurs fois avec les mêmes résultats. La crise dura longtemps ; et bien qu'après les convulsions, il parût être tombé dans un état de stupeur, je ne puis pas dire que fit défaut un seul instant ce même état de demi-conscience, ou tout au moins ce sentiment des plus hauts réflexes centraux, peut-être même des degrés inférieurs de l'intelligence. »

Le second cas, rapporté par Bannister, est de Munson, superintendant du Northern Michigan Asylum à Traverse-City :

« Les convulsions du malade, rapporte l'auteur, étaient d'abord toniques, puis cloniques, suivies d'un tremblement et d'une rigidité géné-

---

des maladies mentales le 11 avril ; on lui prescrit un traitement bromuré. Le 18 avril, elle revient. Elle a maintenant des crises qu'elle sent venir : elle a conscience de son aura ; aura visuelle, où les objets lui semblent agrandis et indécis. Les crises sont suivies d'un état crépusculaire, « comme un rêve, » dit la malade. Cet état est conscient et mnésique. Certaines attaques se limitent à l'aura ; d'autres vont un peu plus loin, mais s'arrêtent à mi-chemin, et la connaissance persiste.

Le 15 juin dernier, *elle a lutté* contre une attaque qu'elle sentait venir ; elle l'a refrénée un moment, très court, à la vérité. Cette attaque a dû être très violente, à en juger par la fatigue qui l'a suivie.

Sept jours après, nouvelle crise, qu'elle n'a pas essayé d'enrayer ; très violente encore. Il faut remarquer que la malade avait cessé spontanément l'usage du bromure depuis quelque temps.

([1]) Kunze. *Allg. Wien. med. Ztg.*, 1882.

([2]) Bannister, *loc. cit.*

rale; mais, pendant tout ce temps, il était évidemment conscient, et il pouvait répondre clairement aux questions, car les muscles des articulations n'étaient pas touchés... »

Lemoine ([1]), en 1894, a cité trois observations d'épilepsie convulsive où la conscience et la mémoire sont restées intactes.

Voici, résumées, deux de ces observations :

OBSERVATION I. — Louise B..., trente-neuf ans. Mère migraineuse, père alcoolique. Première crise comitiale à huit ans. Stigmates de dégénérescence. Pas de stigmates hystériques. Intelligence bornée; mémoire partiellement perdue; caractère violent. Huit, dix crises par mois; jamais d'aura.

Deux sortes de crises : 1° classiques, avec perte de connaissance (ces crises sont rares); 2° telles que celle dont Lemoine donne la description :

« Elle se tenait droite, appuyée contre le mur. Tout à coup, elle pâlit; son corps se raidit, s'appuie avec force contre le mur, comme pour éviter une chute. Elle n'en continua pas moins la phrase qu'elle avait commencée, mais en manifestant une grande gêne de la parole, due évidemment au spasme qui resserrait les mâchoires. » Survinrent les contractures cloniques. « Voyant que, pendant tout ce temps, elle conservait sa connaissance entière, je lui posai quelques questions, auxquelles elle répondit les dents serrées, mais d'une façon distincte :

« — Où avez-vous mal? — A la tête. — Souffrez-vous beaucoup? — Oh! oui, beaucoup! — Nous voyez-vous bien? — Oui. — Combien sommes-nous devant vous? — Vous êtes trois. »

Pendant cette crise, la sensibilité persiste, diminuée. Fatigue consécutive. Pas de période stertoreuse.

« Le lendemain, continue l'auteur, elle me rappela tous les détails de la crise, sans rien omettre, montrant ainsi qu'il n'y avait eu chez elle ni perte de la conscience pendant l'accès, ni amnésie consécutive. »

OBSERVATION II. — Homme de vingt-six ans, épileptique depuis l'âge de quinze ans (chutes violentes, morsure de la langue; pas de stigmates hystériques). Les crises sont toutes semblables : il devient pâle et raide, puis il continue à parler et à répondre aux questions qui lui sont faites;

---

[1] Lemoine in Th. Hennocq, De l'épilepsie avec conscience. Lille, 1894.
Voir également Lemoine, Bull. de méd. mentale de Belgique, 1895.

la crise terminée, il en conserve un souvenir complet. Dans le fort de sa crise, il ne ressent autre chose qu'un malaise indéfinissable.

La troisième observation est moins concluante, et je m'abstiens de la résumer.

Dans cette revue, assurément très abrégée, des cas d'épilepsie consciente et mnésique, il nous reste à signaler les exemples d'**épilepsie psychique.** Ce sont les plus importants pour nous : il nous faudra les décrire avec quelques détails.

Samt (¹), Leidesdorf (²), Legrand du Saulle (³), ont ouvert la voie.

Tamburini (⁴), qui cite ces auteurs, a fait lui-même une courte étude sur cette question. Nous résumerons son travail, dont l'intérêt est très grand.

Samt, le premier, dit l'auteur, a montré que l'amnésie complète, après un paroxysme épileptique, est une erreur; il a cité des cas où la mémoire était conservée, très lucide même : le sujet raconte ce qu'il a fait, ce qu'il a éprouvé; mais, au bout de quelques heures ou de quelques jours, ce souvenir s'évanouit; le récit qu'en fit le malade disparait également de la mémoire.

Legrand du Saulle a fait connaître des faits analogues. Ceux de Leidesdorf sont très semblables; cependant, dans ses observations, le souvenir est trouble : il disparaît aussi; l'auteur trouve une comparaison heureuse : il en est de ces souvenirs comme de ceux de nos rêves, dont nous conservons souvent au réveil une conscience obscure qui s'évanouit bientôt.

Tamburini pense que dans l'épilepsie larvée, comme dans les troubles psychiques qui accompagnent les accès, le souvenir peut rester *permanent et dans toute son intégrité.*

Parmi certains faits semblables, il en choisit deux, très probants.

Le premier a rapport à une jeune malade dont parlèrent

(¹) Samt, *Arch. f. Psych.,* V, VI.
(²) Leidesdorf, *loc. cit.*
(³) Legrand du Saulle, *loc. cit.*
(⁴) Tamburini, *loc. cit.*

déjà Marigliano et Seppili. Elle souffre, depuis l'enfance, de convulsions et présente, à l'heure où l'auteur l'examine, deux sortes de crises : les unes sont des crises convulsives, suivies ou précédées d'agitation maniaque avec violences, tendances à détruire et perversité singulière; les autres sont des accès de manie, où les mêmes caractères apparaissent et qui ne se distinguent des premiers que par l'absence des convulsions. Or, tout souvenir est perdu des accès de manie qui accompagnent les accidents convulsifs, tandis que la mémoire fixe « intégralement et pour toujours » les péripéties de l'accès maniaque isolé, lequel est « indubitablement un équivalent psychique des accès convulsifs ».

La malade raconte qu'elle se sent, dans ces périodes d'agitation, « dominée par ses idées de destruction; une force irrésistible l'oblige à agir dans ce sens : elle avoue que si elle avait un couteau, elle le plongerait dans le ventre même de sa mère. »

Elle est avertie de l'imminence de ces accès par une sensation spéciale de malaise, et sollicite alors, pour se prémunir contre elle-même, une forte dose de chloral.

Dans la seconde observation de Tamburini, il s'agit d'un homme de trente-cinq ans, dont l'enfance fut, jusqu'à quinze ans, traversée « d'absences » qui se montraient lorsque l'attention du sujet se portait sur certains objets obscènes ou ridicules. Survenaient alors des douleurs de tête, de la constriction laryngée, une sensation de compression ou d'absence des testicules, le tout accompagné « d'agitation frénétique », d'aphasie, de confusion des idées. Cela durait une demi-heure avec un reliquat de céphalée et de fatigue.

A quinze ans, ces phénomènes furent remplacés par de véritables attaques convulsives de nature comitiale. Elles étaient précédées de céphalée, de malaises, et d'aversion, de rage, de haine contre son entourage; elles étaient suivies d'une agitation très dangereuse et très violente.

Il finit par être enfermé dans un asile, où l'auteur l'observa. Là, on remarque qu'à la suite de chaque accès d'épilepsie convulsive, quelques heures, rarement un jour après l'accès, il est pris d'agitation, accompagnée de propos désordonnés et d'actes violents. Au milieu de cette agitation, il répond très bien aux demandes qui lui sont faites... Le calme revient au bout de quelques jours. Si on l'interroge alors, il dit ne pas se rappeler son accès convulsif, mais il conserve « un souvenir net et durable » de l'accès maniaque qui a suivi. Il le raconte en détail, expliquant « qu'il ne peut pas s'empêcher d'agir comme il le fait, bien qu'il sente que ce soit une faute ».

L'auteur fait encore remarquer que jusqu'à quinze ans ce malade présenta des phénomènes qui ne sont autre chose que « de la vraie épilepsie psychique ». Or, depuis vingt ans, « il en conserve le souvenir comme d'un fait arrivé à l'instant même ». Et l'auteur de conclure : « Quelle valeur absolue peut encore avoir l'amnésie comme caractère à peu près exclusif d'épilepsie psychique? Et, inversement, peut-on encore se baser sur la persistance de la mémoire pour exclure l'épilepsie? L'amnésie est un caractère auquel il n'est plus permis aujourd'hui d'attribuer une importance aussi absolue. » Dans les autres particularités de l'épilepsie psychique, la médecine légale possède assez d'éléments pour s'orienter avec certitude.

Dans un cas Tamburini, nommé comme expert à l'effet d'examiner l'état mental d'un individu prévenu d'homicide, le déclara irresponsable comme ayant agi sous l'impérieuse poussée d'une impulsion épileptique. Et cependant, le souvenir du meurtre subsistait dans toute son intégrité.

Au Congrès des aliénistes et neurologistes de l'Allemagne du Sud, tenu en 1885, Furstner a cité un cas de manie épileptique parfaitement consciente et dont les détails persistaient très longtemps dans le souvenir du malade; Von Rinaker et Jolly apportèrent des faits semblables.

Bannister ([1]), en 1886, a doté la science de trois cas nouveaux. Le premier est doublement intéressant, et par la conservation de la conscience et par l'action que la volonté du malade

---

([1]) Bannister, *loc. cit.*

pouvait exercer sur ses accès maniaques [1]. Le second se rapporte également à de la manie post-paroxystique; le troisième serait plutôt susceptible d'entrer dans le cadre de la mélancolie.

Dans ces trois cas, les malades, quels que soient leurs violences, leurs besoins de destruction, ou leur profonde dépression mentale, répondent aux questions, racontent ce qu'ils ressentent; plus tard, ils se souviennent de tous les détails de leurs accès. .

Ball [2], en 1886, dans un article de l'*Encéphale,* s'exprime ainsi : « L'amnésie... n'est pas la marque distinctive de l'épilepsie. Nous sommes convaincus qu'en appelant l'attention des observateurs sur ce point, nous multiplierons rapidement le nombre des faits publiés à cet égard, et dans lesquels on constate une exception à une règle très générale, il est vrai, mais qu'on avait formulée jusqu'ici dans des termes trop absolus. » L'auteur cite, pour étayer cette juste remarque, une observation qu'il emprunte à Tuke et Bucknill (« il serait facile de glaner quelques cas de ce genre dans les auteurs »), et une observation qui lui est personnelle, observation, comme il le dit lui-même, « très complète, rédigée avec une précision peu commune ».

Voici d'abord le fait de Tuke et Bucknill :

« Un épileptique est reçu à l'asile de Wickfield; il ne présentait pas au moment de son entrée de troubles psychologiques, mais il prévint le médecin que, selon toute probabilité, il commettrait des actes de violence à la première attaque. Cette prédiction ne tarda pas à se vérifier. Deux attaques successives se produisent; aussitôt après, le malade frappe violemment un de ses gardiens et insulte le Docteur Major. Le lendemain,

---

[1] Cette action de la volonté sur les attaques d'épilepsie est encore peu connue. On pourrait en recueillir. dans les auteurs, quelques rares faits, d'ailleurs assez peu démonstratifs.

A la sixième session du Congrès des aliénistes et neurologistes de France (Bordeaux, 1895, *Comptes rendus,* t. II, p. 240-246), Tissié et Régis en ont cité le premier un cas, le second deux. Les observations personnelles que l'on verra plus loin sont des exemples bien nets de paroxysmes psychiques sur lesquels la volonté a une action très évidente.

[2] Ball, Note sur un cas d'épilepsie avec conscience (*Encéphale,* p. 247, 1886).

il s'excuse auprès de ce médecin, et lui demande pardon des actes de violence qu'il avait commis et des insultes qu'il lui avait adressées et dont il avait conservé un souvenir très complet. »

Dans l'observation de Ball, une femme, épileptique, éprouve trois sorte de crises : vertiges et absences, délire d'action, convulsions nettement épileptiques. Or, depuis quelque temps, un certain nombre de crises de délire d'action sont accompagnées d'une conservation partielle de la mémoire.

« Dans une de ces crises (25 novembre 1885), elle dit à son mari : « Je » vais te mordre. » Puis elle s'est efforcée de mettre à exécution cette menace : elle l'a mordu et lui a craché à la figure. Au réveil, elle s'est parfaitement rappelé cette circonstance; elle a dit à son mari : « Ne t'ai-je pas » dit que j'allais te mordre et ne t'ai-je pas effectivement mordu et » craché à la figure? » Dans une autre crise, qui s'est produite pendant la nuit, elle a quitté son lit pour aller à sa table d'ouvrage. Elle est allée chercher du fil, des aiguilles, et tout ce qu'il fallait pour coudre. Le lendemain matin, à son réveil, elle eut un souvenir très net de ce qui s'était passé : elle en fit part à sa mère, qui demeura surprise de ce réveil inattendu de la mémoire.

» Le 11 janvier dernier (1886), au milieu d'une attaque, elle saisit un encrier qui se trouvait sur un meuble et le jeta à la tête de sa mère. Quelques minutes plus tard, l'accès ayant cessé, elle se rappela spontanément ce qui s'était passé, et se confondit en excuses. »

Ball insiste sur la valeur médico-légale de faits de ce genre. On ne saurait trop, en effet,... y insister.

« Un homme, dit l'auteur, commet un crime en état d'épilepsie : il est considéré comme irresponsable. Mais si nous admettons la définition formulée par M. Mesnet ([1]) et d'autres auteurs, cet homme ne sera pas considéré comme épileptique pour peu qu'il ait conservé le moindre souvenir des événements qui se sont produits pendant l'orage. »

D'autres auteurs ont cité des cas plus ou moins semblables : Œbeke, Weiss, par exemple. Siemmerling ([2]) a sou-

---

[1] Mesnet, Rapport sur le concours pour le prix Falret (*Bull. Acad. Méd.*; 1886).
[2] Siemmerling, *Neurol. Centralblatt*, 1895.

tenu que ce qui constitue le caractère vraiment important de
l'épilepsie psychique, ce n'est pas la perte complète de la
conscience, mais plutôt son état vague et ténébreux.

Ottolenghi ([1]) a tenté une heureuse étude sur ce sujet : à
côté de faits de mémoire persistant indéfiniment, il a cité des
cas où le souvenir disparaît au bout d'un temps plus ou moins
long. C'est ce qu'il appelle « l'amnésie retardée ». Dans d'autres cas, le souvenir d'un accès, qui semble complètement
perdu, se réveille au moment d'un autre accès ou dans le
cours de l'accès lui-même. Kovalesky ([2]) en a cité un cas.
Ottolenghi y voit un véritable état second épileptique (secundo
stato epilettico).

Tout dernièrement, Kovalesky ([3]) a insisté de nouveau sur
ces faits et sur d'autres qui s'en rapprochent. Il en a montré
l'importance médico-légale.

Le modeste travail qu'on va lire présente quelques faits
sinon identiques du moins légitimement susceptibles d'en être
rapprochés. Ce sont des impulsions conscientes et mnésiques
de nature comitiale. Ces faits ont été, je crois, consciencieuse-
ment observés; on a longuement réfléchi sur eux; peut-être
entraineront-ils quelques convictions.

Je diviserai mon travail en cinq chapitres.

Le premier sera consacré aux observations, qu'accompagne-
ront simplement quelques réflexions très brèves.

Le second tâchera de démontrer que les faits que nous
apportons sont des impulsions épileptiques. Ce sera, si l'on
veut, un chapitre de diagnostic.

Nous basant sur les observations et les démonstrations pré-

([1]) Ottolenghi, Epilessia psychica (Revista sperimentale di freniatria, V, XVI).
([2]) Kovalesky, Analyses psychiatriques médico-légales, t. I.
([3]) Kovalesky, De l'épilepsie au point de vue clinique et médico-légal (Ann. méd.-
psych., t. I, p. 252-255, 1898).

cédentes, nous dégagerons dans le troisième un type clinique de suicide, **le suicide impulsif conscient**, et nous serons amenés à proposer une classification des suicides et à faire la critique de celles que l'on a tentées.

Le pronostic et le traitement du suicide impulsif conscient occuperont notre quatrième chapitre.

Nous terminerons par quelques réflexions médico-légales sur les impulsions conscientes et mnésiques des épileptiques, et particulièrement sur l'impulsion au suicide, qui fait l'objet de cette étude.

Je réponds de suite à l'objection qu'on va me poser : que ce travail manque d'unité, que deux questions y sont étudiées parallèlement : celle du suicide, celle de l'impulsion consciente et mnésique, considérée comme équivalent psychique de l'épilepsie. — Ce serait me faire un éloge immérité. Je n'ai pas la prétention d'étudier deux questions différentes : j'appelle simplement l'attention sur des phénomènes peu connus et qui méritent de l'être mieux.

Si je ne rapporte, parmi certains cas, observés par moi, d'impulsions épileptiques conscientes et mnésiques, que celles qui ont trait au suicide, c'est simplement pour plus de clarté et de facilité d'exposition.

Je ne me fais pas d'illusions cependant sur les difficultés de ma tâche et sur l'insuffisance de mes efforts. On m'excusera, je l'espère, en prenant la peine de remarquer que je ne dogmatise pas, que je me cantonne sur le terrain Clinique, où tout le monde peut contrôler mes dires.

Qu'on ne s'étonne pas, dès lors, de ne point trouver ici un chapitre de psycho-physiologie pathologique. Il eût été facile sans doute — tant de dissertations inaugurales en font foi ! — de l'édifier à coups d'hypothèses et de généralisations forcées. Mais à quoi bon? L'heure n'est pas venue de ces tentatives encore dangereuses, inutiles en tout cas.

Tout incomplet, tout imparfait que soit ce travail, je m'estimerais trop récompensé de mon labeur, — ne le suis-je déjà pas un peu par le plaisir que j'eus à écrire ces pages? — si le faible essai qu'on va lire n'a que ce mérite : faire penser à des travaux oubliés, en appeler d'autres (¹).

(¹) D'aucuns jugeront cette introduction beaucoup trop longue. Je répondrai que je l'ai voulue ainsi : il m'a semblé nécessaire de placer en tête d'un travail qui défend une vérité si controversée que celle de la conservation de la conscience et de la mémoire dans l'épilepsie un certain nombre de témoignages irrécusables. Qu'on sache d'ailleurs que ce n'est que la petite partie de ceux que j'aurais pu citer.

CHAPITRE PREMIER

Observations.

OBSERVATION I. — Jérôme J..., vingt-sept ans. (Mai 1897.)

Antécédents héréditaires. Père, mort à soixante et un ans, original, fantasque. Habitait, à la campagne, une maison dont il avait fait peindre en noir tout l'intérieur, murs et meubles. Mathématicien distingué, paraît-il, il écrivit un livre où, par une série de démonstrations algébriques et trigonométriques, il tendait à prouver que « Jésus-Christ est le centre de la circonférence civilisante ». Nul n'a jamais su ce que cela signifiait.

Mère, morte à quarante-six ans, probablement d'une affection aiguë du poumon ; eut, pendant très longtemps, des crises convulsives qui semblent pouvoir être rapportées à l'hystérie. Elle se plaignait également de migraines violentes et répétées.

Elle eut deux enfants : l'aîné mourut à deux ans, de méningite tuberculeuse (?) ; le second est notre malade.

Antécédents personnels. Jérôme aurait eu, dans l'enfance, des convulsions. Du moins, il l'a entendu dire à ses parents. Il a uriné au lit jusqu'à quatorze ou quinze ans. Il était, il est encore, sujet à des migraines qui surviennent par crises de deux à trois jours, avec insomnie et fatigue. Jamais d'attaques, d'absences, ni de vertiges comitiaux. Pas de maladies dignes d'être notées.

Examen physique. Taille, 1m63. Moyennement musclé. Voûte palatine légèrement ogivale ; l'iris droit est un peu plus foncé que le gauche (vert d'eau) ; pas d'autres signes de dégénérescence. Quelques plaques d'hypoesthésie au niveau du sternum et au-dessus du sein gauche. Réflexes tendineux, iriens et pharyngien normaux. (On n'a pas recherché l'état des réflexes abdominaux et crémastérien.) Pas de rétrécissement du champ visuel ; aucun stigmate hystérique.

Examen mental. Intelligence brillante, particulièrement orientée vers les sciences abstraites (métaphysique, mathématique). Il a remporté de brillants succès lorsqu'il étudia la philosophie et la théologie. Cependant, il se fit remarquer par une tendance à rechercher les solutions alambiquées et par un amour de la controverse qui tournait souvent à l'animosité envers ses contradicteurs.

Son caractère est d'ailleurs très vif; il s'emporte facilement pour les plus futiles motifs.

Mémoire des idées, solide; des mots, ingrate. La musique agit douloureusement sur lui : constriction à la gorge et à la région précordiale, pleurs, sensation « de détresse intérieure ». Les autres arts lui sont indifférents.

J'ai su depuis, par lui-même, que le sens génital s'était, chez lui, développé précocement. Il résista cependant avec beaucoup d'énergie à ces « épreuves ».

Il eut de fréquentes pollutions nocturnes.

Histoire et description des crises de « suicide impulsif conscient ». Je fus témoin d'une de ces impulsions au suicide au mois de mai 1897. J'en résume les traits essentiels d'après des notes recueillies à cette époque et complétées plus tard.

Une après-dînée, vers six heures, Jérôme était dans ma chambre et coupait les pages d'un livre, lorsqu'il le ferme brusquement et me dit : « Bon! je vais avoir envie de me tuer. Ne vous effrayez pas; cela me vient de temps à autre. » Il marche de long en large à pas lents, la tête baissée. Il ne me dit rien pendant une dizaine de minutes. Puis, d'une voix légèrement tremblante :

« Vraiment, c'est étonnant! Je tiens à la vie, je considère le suicide comme une lâcheté, une rébellion contre la volonté de Dieu, et je ne sais pas quelle force me pousse à me tuer par n'importe quel moyen. » Il continue sa promenade, puis s'assied, met la tête dans ses mains et semble absorbé pendant quelque temps. Puis : « Ah! si j'avais un couteau, je me frapperais, frapperais, frapperais... Mille morts plutôt qu'une. Et cependant, je ne veux pas... Ne vous effrayez pas... Bientôt ce sera passé. Il faut attendre. C'est mon démon qui me domine... Et je ne suis pas fou du tout... C'est une épreuve... Mais je serai plus fort. »

Il y a une demi-heure environ qu'il est « sous la domination de son démon ». Il se lève brusquement, renverse sa chaise et me crie : « Ah! vous savez, si je tente de me tuer, empêchez-moi. A nous deux, nous vaincrons ça. » Puis il arpente fiévreusement la pièce, en répétant : « Non! non! non! » Cela ne dure que deux ou trois minutes. Enfin, il s'arrête, s'assied, et me dit en souriant : « Voilà, c'est fini, absolument fini. Jusqu'à la prochaine fois... J'ai bien mal de tête; je suis fatigué; je dormirais volontiers. » Il répète ces mots d'une voix déjà somnolente.

Je lui offre de se coucher dans mon lit : je le veillerai; il accepte, se couche, s'endort presque immédiatement en me disant : « Demain, je vous raconterai... conterai... »

Le sommeil est paisible. Le lendemain, à cinq heures, il se réveille; il est frais, dispos, d'une humeur charmante; il a faim.

Il a eu quatre crises semblables depuis trois mois. Ce sont toujours les mêmes caractères : il est averti de l'imminence de l'accès par « un détraquement du cœur » qui lui semble battre plus vite et dont les battements sont douloureux. Puis une violente envie de se suicider, de se frapper à coups redoublés, « de se tuer mille fois plutôt qu'une ». Cela dure une demi-heure environ; il résiste de toutes ses forces, se raisonne, pense à Dieu « pour ne pas penser au suicide vers lequel il revient toujours ». Brusquement tout cesse, le plus souvent après un paroxysme de quelques minutes. Une grande fatigue, une douleur de tête sourde et continue et un besoin impérieux de sommeil remplacent l'impulsion. Le malade dort huit, neuf, dix heures même, et se réveille absolument bien portant. Dans ce sommeil, il ne rêve pas. (Ordinairement, il a des rêves pénibles sans spécification bien nette.)

Ces « attaques de suicide », comme on pourrait les appeler, lui reviennent périodiquement tous les mois, toutes les trois semaines, sans qu'il puisse invoquer une cause quelconque dans l'ordre moral ou physique. Elles sont identiques entre elles.

De mai à décembre 1897, j'ai revu Jérôme par intervalles : il a eu six de ces crises, exactement une par mois. Elles ont été absolument semblables à celle que j'ai racontée. Le sujet se souvient de tous leurs détails.

A la fin de décembre 1897, moment, où je perds le malade de vue, le total de ces crises de « suicide impulsif conscient » s'élève à dix.

J'ai revu ce malade, à Paris, au mois d'octobre 1898. Depuis la fin de décembre 1897, des phénomènes du plus haut intérêt s'étaient produits.

De décembre à juin 1898, il avait eu onze crises de « suicide impulsif conscient ». Elles étaient donc à cette époque devenues plus nombreuses; il est vrai qu'elles furent plus courtes (de 10 à 20 minutes). Leur augmentation numérique avait porté sur les mois de mai et de juin, où Jérôme en avait eu une tous les dix jours environ; pas d'explication satisfaisante de cette augmentation des crises. En juin, notre sujet part à Paris pour compléter ses études philosophiques et, vierge encore, fait rapidement la connaissance d'une femme avec laquelle il vit depuis maritalement.

Au mois d'août, exactement le 4 août, il a, pour la première fois, une grande attaque convulsive; trois autres crises semblables dans le même mois; deux crises dans la première semaine de septembre. Un médecin, appelé au moment de la dernière, diagnostiqua de l'épilepsie et ordonna du bromure de potassium à forte dose : 4 grammes, rapidement élevés à 12 grammes. Encore une attaque; puis elles disparaissent. Mais les accès de suicide impulsif conscient, qui ne s'étaient pas montrés depuis l'entrée en scène des convulsions, reparaissent avec une fréquence et une force particulièrement fâcheuses... Il a eu même, à la fin de septembre, une impulsion homicide parfaitement consciente, contre laquelle il a pu lutter : il se sentait poussé à tuer, « broyer, déchiqueter » sa maîtresse, pour laquelle il a cependant une affection et un respect tout particuliers.

Au mois de mai dernier, j'ai reçu du malade des renseignements complémentaires. Il a cessé l'usage du bromure de potassium, préférant supporter ses attaques convulsives que ses attaques de suicide, « auxquelles un jour ou l'autre il ne pourrait résister. » Il suit un traitement hygiénique rigoureux et n'a de crises convulsives que tous les mois. Plus d'impulsion suicide. Quelques « éblouissements » de temps à autre; d'après la description du malade, ces « éblouissements » sont ce que nous appelons plus improprement des « vertiges ».

Depuis, état stationnaire.

Cette observation est intéressante à plus d'un titre.

Le seul fait de la substitution de l'attaque convulsive comitiale à l'impulsion suicide suffirait à faire rattacher celle-ci à l'épilepsie. C'est de l'épilepsie larvée, psychique. En outre, les caractères de cette impulsion nous sont donnés en un schéma d'une précieuse netteté : soudaineté du début, violence de l'impulsion, terminaison brusque, avec fatigue et somnolence. C'est, en vérité, l'impulsion épileptique classique avec, en plus, la conscience et la mémoire.

Ajoutons qu'une tentative d'hypnotisation que nous fîmes en octobre 1898 resta complètement sans effet.

Remarquons encore les particularités, nous pourrions dire comitiales, du caractère de notre malade : ses violences, son esprit de dispute, ses colères subites.

Son hérédité le fait entrer à coup sûr dans la famille névropsychopathique.

Rapporter ces crises de « suicide impulsif conscient » à

l'épilepsie, en faire un de ses équivalents cliniques dans la sphère psychique, nous semble absolument imposé. Qui donc hésiterait à le faire, si ces impulsions avaient été inconscientes et amnésiques? Or, nous avons écrit tout notre chapitre d'introduction pour bien montrer que l'inconscience et l'amnésie sont loin d'être des caractères constants de l'épilepsie vulgaire ou larvée.

Ainsi, notre malade était un épileptique dont l'affection s'était cachée, du mois de février 1897 au mois d'août 1898, derrière des impulsions au suicide. Les crises convulsives ont apparu au mois d'août. Sous quelles influences? Elles ne sont pas difficiles à dégager : excès de travail intellectuel, excès sexuels.

·Sous cette double excitation, la tendance convulsive, sommeillante encore, s'est violemment orientée vers la grande attaque classique. Il n'y a là rien autre chose qu'un fait d'observation vulgaire, mainte et mainte fois relevé.

OBSERVATION II. — X..., officier d'infanterie, quarante-quatre ans. (Août 1898.)

Antécédents héréditaires. Père, mort en 1870, ancien officier supérieur, très turbulent, très batailleur; eut des duels nombreux. Semble avoir été alcoolique (?). Mère, morte aliénée, probablement persécutée. Grand-père et grand'mère : rien à noter, morts extrèmement vieux.

Le malade est célibataire.

Un frère indiscipliné, violent, incapable de se fixer dans une position.

Une sœur épileptique, avec délire furieux accompagnant les attaques; internée.

Malgré des recherches minutieuses, pas de renseignements suffisamment précis sur les collatéraux, dispersés un peu partout.

Antécédents personnels. Pas de maladie grave à signaler. Pas de renseignements intéressants sur l'enfance et la puberté. Rèves fréquents, variés, généralement pénibles et fatigants; souvenir fugace. Depuis longtemps (dix ans peut-être), véritables crises, survenant brusquement, de diarrhées et de coliques. Les fonctions gastro-intestinales sont en temps ordinaire absolument normales. Pendant l'été, surtout lorsqu'il traverse de grandes places ensoleillées, notre malade a des étourdissements rapides : un brouillard devant les yeux, quelques bourdonnements d'oreille, pendant une dizaine de secondes peut-être. Jamais d'attaques comitiales ou hystériques.

Examen physique. Taille moyenne. Corpulence un peu exagérée; tempérament sanguin. Rien à noter du côté de la sensibilité ou de la motilité.

Pas de stigmates hystériques ni de dégénérescence. Réflexes normaux, sauf crémastérien absent et plantaires faibles.

Examen mental. Intelligence médiocre; mémoire moyenne; parole saccadée, phrases brèves.

Caractère généralement apathique. De temps en temps, éclairs d'intelligence et plus grande activité physique.

La lecture des journaux politiques le mettait dans un état de surexcitation qui n'était pas étranger à la réapparition des crises que nous allons décrire. Aussi a-t-il cessé complètement ces lectures. Il aurait abusé de l'absinthe autrefois, mais il n'en prend aujourd'hui qu'avec modération. Capacité génitale faible, non seulement aujourd'hui, mais dans la jeunesse même.

Histoire et description des crises de suicide impulsif conscient. Depuis sept ou huit ans, — il ne précise pas, — le malade a des impulsions au suicide. Cela survient brusquement, généralement l'après-dînée, après des fatigues anormales ou des veilles, ou une surexcitation quelconque (autrefois, lecture des journaux politiques). Quelques secondes avant la crise, sensation de tristesse : il lui semble qu'il va pleuvoir, tant il voit la nature en sombre, ses soldats ont une expression de chagrin intense, les chevaux eux-mêmes sont mornes; tout est recouvert d'un voile de désolation... En lui-même, il y a quelque chose d'une tristesse invincible. Cette « aura de tristesse » passe rapidement, mais elle teinte parfois l'impulsion suicide qui la suit. Celle-ci est violente; on y retrouve ce même caractère qui faisait dire à notre premier malade : « Mille morts plutôt qu'une. » Ici, le malade « se ferait hacher par une pièce de marine ». Il résiste cependant, parce que, « se tuer, c'est lâche, c'est comme une désertion en face de l'ennemi ». L'impulsion dure dix minutes, un quart d'heure tout au plus. Elle ne revient guère actuellement que toutes les six semaines; mais autrefois, lorsque le malade ne s'imposait aucune règle hygiénique, elle le surprenait presque tous les huit jours. La terminaison en est brusque. Un besoin de sommeil y succède, mais pas de céphalée.

Je n'ai pas vu, de mes yeux, une seule de ces impulsions; mais la description qu'en fait le malade en est certainement très sincère. D'ailleurs, son ordonnance a assisté à quelques-unes de ces crises : il aurait remarqué que la pupille était dilatée, la face plus rouge.

J'ai connu l'affection de mon malade en août 1898. Depuis, les crises persistent : une environ toutes les six ou sept semaines. Le bromure de potassium, l'oxyde de zinc, la jusquiame et la valériane, essayés dès le mois de décembre, n'ont pas eu d'effet.

Malgré cet échec de la médication, spécifique en quelque sorte, je crois légitime de rattacher encore cè suicide impulsif conscient à l'épilepsie. Les caractères propres de l'impulsion sont identiques à ceux de la première observation. Comme j'essaierai de le démontrer plus loin, une pareille impulsion ne peut être que de l'épilepsie psychique. Peut-être un jour ou l'autre quelque symptôme évident du mal comitial viendra-t-il affirmer le bien-fondé de notre diagnostic. D'ailleurs, ne pourrait-on rattacher d'ores et déjà à l'épilepsie, et ces crises périodiques de diarrhées et de coliques, et les particularités du caractère de notre malade? Quant aux « étourdissements » dont nous avons parlé plus haut, nous ne pensons pas que ce soit là de l'épilepsie vertigineuse. Rappelons-nous que notre sujet possède un tempérament sanguin : il peut très bien avoir en été, en plein soleil, de petites congestions cérébrales, des « bouffées de chaleur ».

Un détail intéressant du suicide impulsif de ce malade, c'est la teinte de tristesse dont il est parfois ombré. L' « aura triste » se projette sur la crise qui la suit. Notre premier malade assiste à sa crise indifférent : il trouve ça « idiot », mais il reste insensible; il lutte, voilà tout. Ici, le patient tente d'expliquer son impulsion et il tire de la tristesse qui l'envahit des arguments pour légitimer son « besoin de mort ». Ainsi, dans les impulsions qui le prennent chez lui, en dehors de tout témoin ou devant son seul ordonnance, il soliloque toujours dans les mêmes termes et avec la même voix trémulante : « Sa chienne de vie! sans liberté! sans plaisir! il n'est pas encore décoré! il fait commander à de pauvres bougres de soldats des manœuvres qui les embêtent sans profit! etc.; est-ce qu'il ne vaudrait pas mieux se tuer?... »

Le curieux, c'est qu'il a très bien conscience que tous ces arguments sont sans valeur; il ne sait pas pourquoi ils lui viennent; il les formule à haute voix, presque malgré lui. C'est l'extériorisation d'un état spécial de dépression psychique, imposée aussi. L'aura, je le répète, se projette sur l'impulsion : elle l'entoure d'un halo de tristesse.

OBSERVATION III. — M. X...; négociant, quarante-cinq ans.

Antécédents héréditaires. Mère, migraineuse; père, mort de tuberculose pulmonaire (?), sain d'esprit et sans tare nerveuse.

Deux oncles maternels : tous deux célibataires. L'un est, peut-être, somnambule. L'autre est un déséquilibré, d'une intellectualité supérieure, mais peu harmonique. Il a voyagé, poussé, peut-être, par quelque morbidité psychique, un peu sous toutes les latitudes; pervers sexuel, bien certainement, il possède une très riche collection d'objets de toilette intime féminine, ramassés au cours de ses nombreux voyages.

Une tante : religiosité exagérée.

Cinq enfants, dont trois vivants; deux sont morts en bas âge d'affection gastro-intestinale.

Un fils, neuf ans, qui fait l'objet de notre observation IV.

Deux filles, quatre ans, un an, sans rien de spécial.

Antécédents personnels. Notre malade a souffert de quelques rares accès d'asthme. Fièvre typhoïde à vingt-sept ans.

Examen physique. Je n'ai pu le faire complètement. Il n'y a pas de signes apparents de dégénérescence.

Examen mental. Il aurait eu « une fièvre chaude » à vingt-trois ans, et aurait déliré pendant cinq ou six jours, au milieu de violences excessives.

Après sa fièvre typhoïde, survenue à vingt-sept ans, il eut également du délire qui n'atteignit pas ses fonctions intellectuelles d'une façon durable. Cependant, autant il était, avant cette maladie, facile à conduire et pondéré en toutes choses, du moins d'après ses dires, autant il fut ensuite « actif, entreprenant, rebelle à tout mors et dédaigneux d'un plan de vie ». Il n'en arriva pas moins assez rapidement à grossir sa fortune, déjà enviable, et se maria à trente ans. Ses deux premiers enfants moururent, et il en conçut un chagrin très violent, très prolongé. Il passait des journées à sangloter et négligeait ses affaires. Enfin, un fils lui vint, qui le consola. Mais ce fils est tellement « rebelle à tout mors », lui aussi, malgré ses neuf ans, que ce sont entre eux des disputes et des scènes de colère terribles et incroyables.

Notre malade s'occupe de questions politiques, j'entends par là les rivalités de partis. Toujours très passionné pour ce qui touche aux intérêts de celui qu'il a embrassé, les événements récents ont porté son exaltation à son comble. Il ne parle que de fusiller, de massacrer, de déporter en masse. Il exprime ses « idées» avec une véritable éloquence née de ses convictions profondes, mais avec une surcharge d'épithètes à l'adresse de ses adversaires politiques d'une si criante injustice et d'une exagération si outrée que souvent on se sent porté à lui donner une note plus juste. Mais cela ne fait qu'accroître sa colère. Il traita un jour, devant moi, un homme fort respectable de « vendu », parce que celui-ci avançait qu'un de nos ministres de ce temps-là n'était peut-être pas « un traître ».

Histoire et description des crises de suicide impulsif conscient. Depuis un an, ou presque, M. X... a des crises de suicide impulsif conscient qui le prennent après des querelles avec son fils, des excès de travail intellectuel, des discussions politiques. Il n'est averti de sa crise par absolument rien : il n'accuse aucune espèce d'aura. Je l'ai interrogé plusieurs fois sur ce point : ses déclarations sont fort nettes.

Le début est très brusque, « comme on passe de l'obscurité à la lumière en tournant un commutateur électrique. » L'impulsion est d'une force considérable, au point que M. X... n'est pas sûr d'y pouvoir toujours résister. « Un de ces jours vous apprendrez que je me suis fait sauter la cervelle. C'est ma destinée. » Nous notons encore ici ce caractère, décidément constant, de besoin intense de destruction : « Je me vois parfois un pistolet sur chaque tempe : je presse les deux gâchettes, les balles se rencontrent dans le crâne et je sens mon cerveau réduit en bouillie. » Cette impulsion est courte, elle atteint rarement dix minutes. M. X... croit que la plus longue n'a duré que huit minutes. Quand il est pris, M. X... marche à grands pas en faisant ses efforts pour penser à autre chose : « ce qui est bien difficile. — Toute mon intelligence est la proie d'une seule idée : me tuer. Mais, du diable! si je sais d'où me vient cette lubie. Ce n'est pas de moi, certes; je tiens à la vie comme un homme heureux. » L'impulsion disparaît avec la rapidité de son apparition. « Il y a un double jeu de trappes, comme dans une féerie. » Après elle, persiste de l'obnubilation intellectuelle. Le malade ne peut penser, lire, écrire, sans une fatigue insurmontable. « L'ennemi n'a pu me tuer, comme il voulait; mais il s'est vengé sur ce que j'ai de meilleur : mon intelligence. » Il est vrai que cela ne dure que quelques heures (trois, quatre en moyenne).

Un fait intéressant : Un jour, une impulsion plus impérieuse que les autres fit craindre au malade de ne pouvoir résister. Il passa alors, sans même le vouloir, dans la chambre où jouait sa fille aînée. « A la vue de mon enfant, dit-il, quelque chose d'inouï et de douloureux surgit en moi. L'avenir de ma fille m'apparaît en vision panoramique; je sens, plus que je ne pense, que ma mort perd cette enfant; brusquement, l'idée-suicide disparaît, écrasée par ce sentiment perçu en douleur de la nécessité de vivre. »

Ces paroles remarquables méritent d'être retenues. Nous nous en souviendrons quand nous aborderons le traitement de ces curieuses obsessions. Cet « écrasement » de l'impulsion ne fut pas seulement douloureux, il fut extrêmement fatigant : une demi-heure après, le malade s'endormit pendant cinq heures.

Bien que je fusse averti de l'horreur profonde que professe pour la médecine et les médecins ce véritable malade, je n'en proposai pas moins, avec toutes les précautions imaginables, le traitement médicamenteux ; car j'étais en présence d'un cas de suicide impulsif conscient, c'est-à-dire d'une manifestation d'épilepsie larvée. Mais notre malade me devina, et me répondit assez vertement « qu'il n'était pas malade, et que, s'il l'était, la médecine n'avait pas besoin de venir y mettre son nez ».

OBSERVATION IV. — Paul X..., fils du précédent ; neuf ans.

Les antécédents héréditaires ont été exposés, en partie, dans l'observation précédente. La mère est d'une intelligence élevée, d'un caractère charmant ; bien équilibrée, quoique artiste. Ses ascendants auraient été de même.

L'accouchement de Paul a été difficile. On a fait une application de forceps ; l'enfant est né en état de mort apparente.

Sa première enfance a été entrecoupée de fréquentes convulsions. Il aurait eu une attaque d'apoplexie(?).

Examen physique. Nombreux stigmates de dégénérescence : asymétrie faciale ; apophyse lémurienne d'Albrecht assez proéminente ; dents mal implantées ; voûte ogivale ; strabisme convergent, pour lequel il a été opéré ; oreilles en anse, lobules adhérents.

La physionomie, simiesque, est très éveillée ; le regard extrêmement perçant ; l'iris, brun foncé, irrégulier, donne à la pupille une forme un peu ovale à grand axe dirigé en bas et en dedans.

Pas de troubles de la sensibilité ; pas de rétrécissement du champ visuel ; hypnotisation impossible.

Réflexes assez vifs. Phimosis : l'enfant a été circoncis tout dernièrement dans l'espoir que ses habitudes d'onanisme en seraient refrénées ; ce pronostic s'est à moitié confirmé.

Examen mental. Intelligence et surtout mémoire bien développées. Menteur, espiègle, violent ; entre dans des rages furieuses lorsqu'on lui refuse quelque plaisir. Insoumis, il ne se courbe devant aucune autorité, malgré l'entêtement obstiné avec lequel son père essaie de vaincre sa résistance. Penchant à la cruauté envers les animaux et ses petits camarades.

Histoire et description des crises de suicide impulsif conscient.
J'eus l'attention éveillée sur cet enfant par une exclamation qu'il eut
un jour, en ma présence : « Je vais me tuer, moi ! »

Il a fait deux tentatives de suicide par pendaison.

Je l'ai interrogé avec soin sur les raisons qui l'avaient pu pousser à
ces actes. Il affirme que « ça le prend tout à coup, sans cause, qu'il a
besoin de se tuer, et puis que ça lui passe ». La première fois qu'il
essaya de se pendre, ce fut au cours de son dîner : il se leva de table,
monta dans la chambre de sa mère, fit un lacet avec une ceinture et, se
l'étant passé autour du cou, se suspendit à une applique de gaz. Celle-ci
se cassa ; il redescendit alors tranquillement continuer son dîner, son
envie de mort étant évanouie. La seconde fois, on arriva juste à temps
pour couper la corde. Il préférerait se tirer « un coup de revolver à la
tempe », mais il n'a pas d'arme à sa disposition.

Ces impulsions au suicide le prennent assez souvent, et, il l'affirme,
sans cause, brusquement. Elles s'en vont de même. Elles ne laissent ni
céphalée, ni fatigue. Elles sont parfaitement conscientes ; le sujet y
résiste avec plus ou moins de force. Le souvenir en persiste, intact.

J'ai connu l'existence de ces impulsions au suicide en février 1899.
Une médication basée sur l'emploi du bromure de potassium (2 gr., puis
3 et 4 gr. par jour), des douches et des laxatifs, a été instituée au mois
de mars. Les impulsions n'ont pas reparu. Le caractère de l'enfant est
devenu également moins violent. Sa mémoire ne semble pas avoir souffert. J'ai déjà dit qu'elle était exceptionnelle.

Les observations III et IV nous montrent deux cas de suicide impulsif conscient dont la nature comitiale n'a pas été
dévoilée par de gros accidents convulsifs, mais où le diagnostic
s'est basé simplement sur l'étude des particularités de l'impulsion, et aussi du caractère des malades.

Le facteur héréditaire, bien qu'il ne puisse rien préciser, a
cependant été de quelque secours.

Enfin, dans la dernière observation, l'usage du bromure de
potassium et, comme adjuvants, de l'hydrothérapie et des
laxatifs, a peut-être amené la guérison; en tout cas, un arrêt
déjà long des premiers symptômes.

Nous avons également, dans cette observation, un cas de
suicide héréditaire. Nous reviendrons sur ce sujet lorsque,
dans le chapitre III, nous serons amenés à parler de ce suicide.

CHAPITRE II

Diagnostic.

Si nous analysons nos diverses observations, nous remarquerons tout d'abord qu'elles sont très semblables; leur uniformité n'est en rien détruite par quelques variantes dont l'importance est minime, et qui ne sont, à vrai dire, que des produits du milieu dans lequel ont vécu nos sujets, de l'éducation qu'ils ont reçue, des conditions sociales dans lesquelles ils se sont placés.

Dégagé de ces éléments étrangers, le fond reste immuable. Le fait qui nous intéresse particulièrement : la propension, ou mieux l'impulsion au suicide, se présente avec des caractères parfaitement identiques.

Sans avertissement d'aucune sorte, ou après une aura variable, au milieu de ses occupations, le sujet est pris, soudainement, « comme on passe de l'obscurité à la lumière en tournant un commutateur électrique », d'une impulsion violente à se tuer. La crise reste consciente; le sujet y résiste plus ou moins; elle ne s'accompagne pas d'angoisse; elle dure un temps variable; elle disparaît aussi brusquement qu'elle a surgi; elle laisse généralement après elle, et passagèrement, une fatigue cérébrale, et parfois physique, se traduisant par de la difficulté à reprendre ses occupations, des maux de tête, un affaiblissement de l'acuité des sens spéciaux. Le souvenir fixe ces crises d'une manière nette et durable. Dans leur intervalle, l'impulsion affaiblie ne se montre pas.

Il est difficile de méconnaître là une véritable impulsion et, comme nous le montrerons tout à l'heure, une impulsion épileptique, bien qu'en réalité deux de ses plus importants caractères : l'inconscience et l'amnésie, fassent défaut.

On ne saurait confondre cette impulsion avec une **phobie :** le diagnostic n'est même pas à faire.

Cela ne rentre pas davantage dans le cadre de **l'obsession.** L'obsession, Pitres et Régis ([1]) l'ont démontré dans leur rapport, si remarquable, au Congrès de Moscou, est « un état morbide à base émotive ». Sans doute, il doit en être de même de l'impulsion. On admet que ce n'est que sous le choc d'un sentiment, d'une émotion, que peut naître un acte (ou l'idée d'un acte, ce qui est absolument la même chose au point de vue théorique); mais alors que cette base émotionnelle est très apparente, hypertrophiée dans l'obsession, elle reste, en ce qui concerne l'impulsion, dans les profondeurs de l'inconscient. En pratique, on peut donc en faire bon marché, et si cette notion de l'émotion, base de toute idée et de tout mouvement, a une grande importance au point de vue de la psychologie physiologique, elle n'est que très secondaire sur le terrain clinique où nous nous cantonnons systématiquement.

En second lieu, l'obsession est toujours précédée de pensée : le sujet en a généralement très bien conscience. Cela n'existe pas dans l'impulsion, qui s'empare violemment de son homme, si j'ose dire, et qui le saisit à l'improviste.

A son origine toute première, à l'origine de l'obsession-maladie, existe toujours une cause occasionnelle, un choc moral, qui n'est pas, d'ailleurs, tant s'en faut, toujours en rapport avec la vie sexuelle, comme le voulait Freud. Rien de semblable dans l'impulsion.

C'est, dans la grande majorité des cas, sur un terrain hystérique, ou neurasthénique, neurasthénique surtout, que germe et se développe l'obsession. Elle puise dans ce terrain des éléments particuliers qui lui donnent un cachet tout spécial.

([1]) Pitres et Régis, Séméiologie des obsessions et idées fixes (*Rapport au douzième Congrès international de médecine*. Moscou, août 1897).

La marche de l'obsession est bien différente de celle de l'impulsion. Celle-ci, c'est une bourrasque fugitive, rapide, violente. L'obsession est un état morbide dont la chronicité est indéniable et qui laisse en dehors de ses paroxysmes un état d'angoisse perpétuel dont le malade est imprégné pour ainsi dire. Sans doute, on a décrit une forme d'obsession intermittente; mais ces cas, exceptionnels d'ailleurs, ont des caractères bien spéciaux : l'obsession est plutôt ici une phobie systématisée qui reparaît avec la cause provocatrice. (Pitres et Régis.)

Ce qui est bien caractéristique de l'obsession; ce qui, mieux que toute autre chose, permet d'en faire une véritable entité, c'est l'état d'angoisse qui l'accompagne : l'angoisse en est le fond même, la raison d'être. Qu'une idée s'y greffe ou non, l'obsession persiste; sans l'angoisse, au contraire, il n'y a plus d'obsession. Or, l'impulsion ne présente pas ce caractère, et c'est une chose curieuse au plus haut point, que ces impulsions épileptiques dont j'ai parlé, aux péripéties desquelles le sujet conscient assiste, impassible, mobilisant contre elles les seules forces de la volonté. — « Souffrez-vous dans cet état? » demandai-je à mon premier malade. — « Non, du tout, et cela m'étonne quand j'y songe, après coup. Il me semble qu'une lutte s'engage entre ma volonté et quelque chose qui ne me touche en rien. »

Les phénomènes qui suivent l'obsession et l'impulsion sont différents et même contraires : l'impulsif est fatigué, lassé, moralement, physiquement; l'obsédé ressent au contraire un véritable apaisement. C'est là, du moins, le phénomène primordial, essentiel, de part et d'autre. Un phénomène secondaire peut se montrer : l'impulsif est apaisé, parce qu'il ne craint plus les funestes résultats de son impulsion; la lutte qu'a soutenue l'obsédé peut se traduire par de la fatigue. Mais l'apaisement de l'impulsif et la fatigue de l'obsédé sont des éléments surajoutés, étrangers, inconstants.

L'idée **fixe** ne peut pas être confondue avec l'impulsion consciente. Pathologique et jugée telle par le patient, ce n'est en somme qu'une obsession, une obsession idéative : elle lui emprunte tous ses caractères.

On peut en dire autant de l'obsession impulsive, obsession qui tend de plus en plus à se formuler en acte. Il vaudrait mieux, sans doute, pour éviter tout malentendu, la nommer avec Régis : **obsession propensive**.

Il nous paraît donc que les cas rapportés plus haut sont des impulsions.

Il s'agit de voir maintenant si ce sont bien réellement des impulsions épileptiques, et si leurs caractères propres seront suffisants pour vaincre la répugnance, générale encore aujour-d'hui, qu'on ressent pour des impulsions épileptiques cons-cientes et non amnésiques.

C'est, en somme, le diagnostic différentiel des impulsions que nous voulons tenter.

Il a été tracé de longue date par des maîtres autorisés, et nous n'aurions pas la naïveté de nous placer sur le même ter-rain, si nous ne devions, dans cet essai de différenciation des impulsions, rejeter les deux caractères auxquels ces maîtres attachaient un si grand prix : l'inconscience, l'amnésie. Non que ces caractères ne soient fréquents, ne soient la règle même ; mais il faut savoir s'en passer, puisque aussi bien ils man-quent parfois.

Ne nous occupons pas des impulsions qui surviennent chez les aliénés ; étudions simplement celles qui pourraient être confondues avec les faits que nous avons signalés. L'état mental des sujets qui en sont atteints, présente sans doute, à l'ana-lyste, des particularités parfois d'une haute importance ; mais on n'y saurait voir des états de véritable aliénation.

Dans ces limites, il sera très profitable de comparer des faits d'impulsions portant au même but. Les différences en ressortiront mieux. Nous pourrions tenter ce parallèle en rapprochant d'emblée les unes des autres les diverses impul-sions au suicide ; mais ces impulsions sont peu connues encore, et en les étudiant de suite, peut-être ferions-nous besogne inutile.

La question gagne assurément à être transportée sur le terrain de l'**automatisme ambulatoire,** ou mieux, comme dit Pitres, du vagabondage impulsif. En effet, des travaux, nombreux aujourd'hui, ont bien mis en lumière les diverses variétés de ce groupe intéressant d'impulsions. De ce qui se passe dans le vagabondage impulsif, nous pourrons conclure à tout autre genre d'impulsions. Nous les tenons toutes là, en quelque sorte grossies pour les besoins de notre étude.

Laissant, à bon droit, de côté les impulsions vésaniques et alcooliques, on peut dire que le diagnostic différentiel se cantonne entre l'épileptique, l'hystérique, le neurasthénique et le dégénéré.

Entre les deux premiers, dès le début, une différence essentielle apparaît. « Chez l'hystérique, dit Géhin (¹), la locomotion s'impose, et s'impose consciemment. » Ne nous occupons pas de cette question de conscience dont nous rejetons le secours et traduisons la vérité clinique contenue dans la formule de Géhin.

Que veut dire l'auteur lorsqu'il parle de locomotion imposée consciemment à l'hystérique? Pas autre chose que ceci : l'hystérique est un « vagabond somnambule » (Pitres). Sa fugue est accomplie en état second (²); mais l'idée de cette fugue, il l'a eue, il l'a caressée à l'état de veille. Un mot jeté dans la conversation, la description des beautés d'une ville, un sentiment, une nécessité, une crainte, un désir a fait naître dans le cerveau de l'hystérique l'idée de se rendre à tel ou tel endroit. Cette idée l'a pris tout entier, elle l'a « captivé » (³). Normalement, dans les conditions ordinaires du mécanisme psychologique, l'idée amène l'acte, qui en est son complément indispensable. Eh bien! quand l'hystérique versera dans sa seconde

---

(¹) Géhin, *Contribution à l'étude de l'automatisme ambulatoire ou vagabondage impulsif* (thèse de Bordeaux, 1892).

(²) Ou dans un état de subconscience, de profonde rêverie.

(³) Cette expression est de Tissié (*Les aliénés voyageurs*, thèse de Bordeaux, 1887).

personnalité, soit spontanément, soit à la suite d'une crise,
l'idée-propensive, semée en quelque sorte à l'état de veille, va
germer et se développer considérablement. Elle s'hypertrophie, elle « s'affective » dans des proportions énormes, consciente ou subconsciente, peu importe. La poussée à l'acte
augmente en proportion, et l'hystérique, somnambule, com-
mence sa fugue. Rien de semblable chez l'épileptique : il est
à table, il cause, il s'occupe à ses affaires... soudain il pâlit,
pas même parfois ; il s'arrête au milieu d'une phrase, s'il
parle ; il laisse tomber sa plume avant de terminer un mot... il
est parti. Où ? On n'en sait rien. L'hystérique s'est en quelque
sorte désigné un but : on le connaît parfois à l'avance pour
peu qu'on ait entendu parler le malade quelques jours auparavant ; l'épileptique part au hasard, il enfile kilomètres sur
kilomètres : « il faut qu'il marche. » Et peu importe qu'il
s'aperçoive du ridicule, de la gravité de son acte. Il racontera
plus tard « qu'il était poussé, qu'il ne pouvait pas résister ». Il
faut obéir.

Voilà donc un premier caractère nettement différent.
Il en est un autre non moins important. L'hystérique est
hypnotisable ; l'épileptique ne l'est pas ou ne l'est que très
imparfaitement. Endormi, l'hystérique se souvient de tous les
détails de sa fugue ; il raconte les diverses péripéties de son
voyage avec une précision et une vérïté de détails parfaites.
L'écriture automatique permet également ce dédoublement
de la personnalité. De telles expériences échouent chez
l'épileptique. Il y a donc là un élément de diagnostic
indéniable.

On a dit que, dans sa fugue, l'hystérique coordonne parfaitement ses mouvements, et que dans tous ses actes il agit
comme à l'état normal, — ce qui n'existerait pas chez l'épileptique. Cela est vrai dans le fond : l'hystérique a son but ; il y
va tout droit ; il sait parfaitement éviter les obstacles ; il ne se
fera pas remarquer par ses extravagances : il n'en a que faire.

Mais opposer cette façon d'être de l'hystérique à celle de
l'épileptique pour faire de ce dernier l'automate inconscient

que les obstacles arrêteront à coup sûr, à moins qu'il ne les renverse, c'est assurément une interprétation forcée des faits, une conception fausse même, qui découle d'ailleurs tout naturellement, il faut l'avouer, de cet état d'inconscience complète qu'on impose à l'épileptique.

Comment l'épileptique serait-il donc cet être brutal, violent, livré aux seuls instincts, surnageant encore dans le naufrage de son être psychique, alors qu'on en voit accomplir des fugues durant des semaines et des mois sans se faire appréhender au corps, subvenant à leurs besoins, travaillant parfois, visitant en détail des villes, etc.? Si les épileptiques étaient alors véritablement ce qu'on voudrait qu'ils fussent, ne les décélerait-on pas au passage du premier coup d'œil? Et ne savons-nous pas qu'avant de venir échouer dans les hôpitaux, la plupart du temps volontairement, ils ont parcouru des lieues et des lieues sans jamais donner prétexte bien souvent au moindre soupçon?

Ce n'est donc — cette incoordination des actes de l'épileptique — qu'un symptôme douteux généralement et sur lequel on ne peut pas s'appuyer.

On voit encore une différence essentielle dans la façon dont accomplissent des travaux divers les deux variétés de malades dont nous parlons. Sans doute, nous retombons un peu dans ce que nous venons de dire, mais avec cette différence qu'ici l'analyse se précise. Tout à l'heure, on considérait l'épileptique et l'hystérique dans la généralité de leurs actes, dans leur façon d'être synthétisée en quelque sorte; on voulait y trouver des caractères de différence absolue : on versait dans l'erreur par exagération. Maintenant, on étudiera de plus près un acte portant sur un point restreint : il y a dès lors un grand fond de vérité dans cette assertion.

L'hystérique, en fugue, entreprendra quelque travail plus ou moins conforme à ses habitudes et l'exécutera avec une entière perfection; l'épileptique y mettra plus de maladresse. Cela se comprend; le contraire serait difficile à concevoir. L'hystérique est en état second, mais cet état second ne touche en rien aux apparences de son mécanisme psychique : c'est une seconde personne qui sent, pense, exécute, voilà tout.

L'épileptique, dont toute la vie psychique est dominée par l'impulsion, ne saurait agir ainsi.

L'observation quotidienne ne nous montre-t-elle pas un phénomène semblable et pourtant tout physiologique? Une idée surnage au-dessus du confus tourbillon de notre intellectualité; l'attention l'hypertrophie. L'idée, grossie de plus en plus, étouffe tout le reste et domine seule; nous pourrons bien encore accomplir tel ou tel acte plus ou moins compliqué, mais nous y porterons une évidente infériorité. Ne nous est-il pas arrivé, maintes fois, marchant dans la rue, absorbé par une pensée quelconque, de saluer une personne connue, sans même nous préciser qui elle était? Et nous nous demandons ensuite si nous n'avons pas enfreint quelque règle d'élémentaire politesse; si nous n'avons pas, par exemple, au lieu du salut respectueux que nous devions à un vieillard, esquissé le salut familier que nous adressons à nos amis d'études?

Il en est absolument de même pour l'épileptique, qui, dominé par une idée impulsive, ne peut exécuter des actes tant soit peu compliqués avec la perfection ordinaire.

Il est encore chez l'épileptique un caractère de la plus haute importance : l'épileptique a des fugues, des impulsions périodiques, identiques entre elles la plupart du temps. C'est en lui, dans la décharge intra-cérébrale qu'il subit, que réside la mise en jeu de sa fugue. L'hystérique, au contraire, ne partira que sous l'influence de circonstances extérieures, plus ou moins saisissables d'ailleurs. Ses accès de vagabondage n'ont aucune raison d'être périodiques. Ils naîtront au hasard des circonstances; on pourrait les éloigner, presque les faire disparaître par un traitement purement moral : ne pas jeter dans le cerveau de l'hystérique l'idée qui « captive » et qui va s'hypertrophier dans l'état second, ne pas laisser se développer le sentiment capable de pousser à la fugue. Chez l'épileptique, un pareil traitement serait illusoire, ou plutôt on ne peut pas y penser.

La violence des impulsions épileptiques est bien connue. Impulsions à détruire, à tuer, à incendier, impulsions au suicide : elles ont toutes ce caractère de violence excessive, de brutalité, de fureur, si net dans celles que nous avons décrites. Ce caractère de violence est beaucoup moins marqué ou n'existe pas dans l'hystérie.

Enfin, la fugue épileptique se termine tout d'un coup : il semble que le ressort qui a poussé le malade et qui l'a maintenu pendant son accès sous l'impérieuse domination de sa force, se brise.

L'hystérique ne termine pas sa fugue avec cette brusquerie. Il n'entre pas, il ne sort pas de son impulsion, « comme par un double jeu de trappes ».

Ces caractères différentiels des fugues hystérique et épileptique sont identiques, nous le répétons, pour toute autre impulsion de même nature, l'impulsion suicide particulièrement.

Parlons maintenant de la fugue du neurasthénique.

A la base de toute impulsion neurasthénique, il y a une obsession, ou plutôt l'impulsion neurasthénique n'est qu'une obsession victorieuse : caractères de l'obsession, stigmates de la neurasthénie, comment confondre avec l'impulsion épileptique ? La longue lutte angoissante du neurasthénique contre l'obsession se termine par la défaite de la volonté : les neurasthéniques sont des « vagabonds abouliques », dit Pitres. Ce sont des dégénérés, ajoute Régis [1], car la fugue ne se produit pas chez les neurasthéniques accidentels. Les stigmates de dégénérescence, morale et physique, on les retrouve chez eux. L'hérédité de leur mal de tête si spécial, avant et pendant l'accès, l'hérédité du vagabondage, la précocité de leur mal, forment un ensemble de caractères qui leur est propre et sur la valeur duquel il est inutile d'insister.

Magnan et Legrain [2] n'admettent guère, on le sait, d'impulsion consciente en dehors de la dégénérescence.

---

[1] Régis in Dubourdieu, *La dromomanie des dégénérés* (thèse de Bordeaux, 1894).
[2] Magnan et Legrain, *Les dégénérés* (biblioth. Charcot-Debove, 1895).

« Nous synthétisons, disent-ils, sous la rubrique : Syndromes de la folie des dégénérés, les obsessions et les impulsions conscientes... obsessions et impulsions conscientes qui sont l'œuvre exclusive des dégénérés. »

Pour ces auteurs, la neurasthénie est « un effet éloigné » de la dégénérescence, en dehors, bien entendu, des neurasthénies accidentelles.

On comprend, cela posé, que les impulsions conscientes aient été considérées par Magnan et Legrain comme le propre des dégénérés, puisqu'on ne connaissait pas encore les impulsions conscientes épileptiques, dont, en réalité, nous apportons les premières observations[1]. La conception de ces auteurs nous semble aujourd'hui trop étroite.

Il faut remarquer toutefois que dans nos observations existe un fond de dégénérescence évident surtout chez notre quatrième sujet.

Mais il n'est pas permis de donner à cette dégénérescence un rôle immédiat dans les impulsions que présentent nos malades. L'impulsion consciente du dégénéré est identique à celle que nous avons décrite comme impulsion neurasthénique. Ce n'est que chez les dégénérés tout à fait placés au bas de l'échelle : les idiots, les imbéciles, les débiles, que l'impulsion consciente, subite, violente, dénuée de tout élément émotif, apparaît avec des caractères à peu près semblables à ceux de l'impulsion consciente épileptique. En dehors de leur état mental ordinaire, ces impulsifs conscients présentent, pour les différencier des épileptiques, l'absence à peu près absolue de lutte contre l'impulsion : celle-ci est chez eux un pur réflexe conscient.

Existe-t-il des impulsions irrésistibles survenant chez des sujets absolument sains avant et après l'accès? — Les exemples qu'on en a donnés sont très discutés. « L'expert doit se souvenir expressément, dit Régis[2], que les faits de folie sou-

---

[1] On en a fait paraître cependant avant nous, mais sans voir l'épilepsie, plus ou moins fruste, qui se cachait derrière la dégénérescence.

[2] Régis, *Manuel pratique de médecine mentale* (2e édit.), p. 707.

daine et transitoire s'observent rarement, pour ne pas dire jamais, mais que ces faits sont en général l'indice ou le résultat d'une prédisposition héréditaire ignorée, de vertiges méconnus, etc. »

Alcoolisme, épilepsie, dégénérescence, jouent, dans ces cas, les premiers rôles.

Cependant on admet en Autriche et en Allemagne surtout une folie transitoire idiopathique. Les autorités qui défendent cette opinion ne permettent pas de l'infirmer complètement; mais on peut dire, tout au moins, que la question est encore à l'étude. Pour nous, en l'absence d'exemple clinique, nous pouvons nous dispenser d'insister davantage.

Il fut un temps où, sous l'influence des idées de Morel poussées à l'extrême, tout délire transitoire était considéré comme de nature comitiale. Moins exclusif aujourd'hui, on est plus près de la vérité; mais, il faut bien le dire, c'est encore l'épilepsie qui joue le grand rôle dans ces délires : c'est à elle qu'il faut penser tout d'abord. « L'épilepsie est le type suprême, dit Lasègue [1], des délires à brusque invasion et à cessation non moins brusque. » Pour ma part, affirme Vallon [2], je dois dire que presque tous les cas de troubles mentaux transitoires, pour lesquels j'ai été chargé de faire une expertise médico-légale, étaient sous la dépendance de l'épilepsie. »

En ce qui concerne plus spécialement les impulsions conscientes (et faisant abstraction, comme nous l'avons dit, de celles qui surviennent dans les vésanies ou l'alcoolisme), il semble bien que ce soit par une conception légitime des faits et non par un désir de simplification outrée que l'on peut rapporter toutes ces impulsions à deux grands facteurs : *épilepsie et dégénérescence avec ou sans neurasthénie;* car il faut remarquer que l'impulsion hystérique est toujours accomplie en état second ou en subconscience : « état crépusculaire », dirait Krafft-Ebing; « état onirique », insisterait-on volontiers.

---

(1) Lasègue, *Études médicales*, t. I, p. 670.
(2) Vallon, Les délires transitoires au point de vue médico-légal (*Neuvième session du Congrès des aliénistes et neurologistes de France*. Angers, 1898).

Résumons en un tableau (que consulteront peut-être ceux qui, ayant besoin, pour des recherches futures, de notes brè-ves, seraient rebutés par les développements précédents) les quelques traits caractéristiques des trois grandes variétés d'impulsions.

IMPULSIONS ÉPILEPTIQUES	IMPULSIONS HYSTÉRIQUES	IMPULSIONS NEURASTHÉ-NIQUES OU DES DÉGÉNÉRÉS
Instantanéité, soudaineté, imprévu du début.	Préparation de l'impulsion somnambulique à l'état de veille.	Obsession angoissante plus ou moins longue à la base de l'impulsion.
Violence des actes impulsifs.	Moins grande violence.	Pas de violence.
Accaparement de la vie psychique par l'idée impulsive.	L'impulsion domine simplement.	L'impulsion laisse au patient une certaine liberté psychique.
Pas d'hypnotisation possible.	Hypnotisation facile et reviviscence complète, dans l'hypnose, des détails de l'impulsion.	Pas d'hypnotisation possible.
Périodicité, identité des attaques.	Attaques, non périodiques, naissant sous l'influence de causes extérieures.	L'impulsion est la réalisation, la satisfaction d'une obsession plus ou moins continue, elle-même précédée de pensée et de lutte angoissante.
Terminaison brusque avec fatigue morale et physique.	Terminaison moins brusque, sans fatigue.	Apaisement progressif à mesure que l'acte s'accomplit.

Ces caractères connus (ils sont généralement bien tranchés), le diagnostic différentiel est possible dans l'immense majorité des cas. On le voit, il n'est pas besoin de faire appel à la façon d'être de la conscience et du souvenir.

Nous avons systématiquement rejeté ce secours. Que dans certains cas, les plus nombreux, l'inconscience, l'amnésie épileptiques soient d'un grand intérêt, nous l'admettrons. Mais qu'on se garde bien de rester indécis parce que ces caractères font défaut! Qu'on se garde surtout de rejeter l'hypothèse de l'épilepsie, parce qu'on ne les trouve pas; qu'on fasse appel à tous les autres signes : ils suffiront pour ancrer solidement un diagnostic; du moins, en sommes-nous convaincu. Comme nous sommes convaincu que beaucoup d'épileptiques eussent été reconnus et sauvés des sévérités judiciaires si l'on ne s'était pas si obstinément muré dans le dogme classique de l'incons-cience et de l'amnésie épileptiques.

Nous nous sommes placé tout d'abord — nous le devions — dans l'hypothèse d'une épilepsie larvée, purement psychique. De fait, plusieurs de nos observations en donnent des exemples frappants.

Il n'en est pas moins vrai que, dans ces questions délicates de diagnostic, il faut s'entourer du plus de probabilités ou de certitudes possible. L'interrogatoire minutieux, l'examen approfondi du sujet en observation ne doivent pas être ou-bliés. Il faut bien être assuré que l'épilepsie psychique, mono-symptomatique surtout, plus fréquente, certes, qu'on ne le croit généralement, n'est cependant pas toujours aussi pure qu'on le désirerait pour l'intérêt des observations.

Les plus petits symptômes du mal comitial seront donc recherchés et discutés soigneusement, lorsqu'on se trouvera en présence d'une impulsion, consciente et non amnésique, difficile d'ailleurs à classer dans les impulsions des vésaniques, des hystériques ou des dégénérés.

Mais, par le seul fait qu'on découvrirait chez un impulsif des indices non douteux de mal comitial, il ne faudrait pas conclure immédiatement à une impulsion de nature épilepti-que. Il faut compter, en effet, avec les associations de l'épi-lepsie et des autres névroses, de l'épilepsie et de divers délires toxiques ou vésaniques[1]. Une analyse minutieuse de l'im-pulsion en elle-même permettra de la rattacher à son origine réelle.

Nous prendrons la liberté d'attirer ici l'attention sur deux petits faits auxquels on n'a pas donné, à notre connaissance tout au moins, l'intérêt qu'ils nous semblent mériter.

Le premier nous a mis sur la voie du diagnostic difficile d'un mal comitial.

[1] Magnan, De la coexistence de plusieurs délires de nature différente chez le même aliéné (*Archives de neurologie*, 1880).
Du même, *Leçons cliniques sur l'épilepsie*, p. 60 et suiv., 1882.
Du même, *Recherches sur les centres nerveux*, 1893. — Pichon, *Maladies de l'esprit*, 1888. — Clouston, *Clinical lectures on mental diseases*, 1887.

Un de nos amis, étudiant en droit, dont l'hérédité névropa-
thique était d'ailleurs indéniable, souffrait depuis quelques
mois de pertes séminales nocturnes qui l'étonnaient d'autant
plus que la continence, était loin d'être son fait. Ces pollutions
le fatiguaient, nous dit-il, au point que, le lendemain, il se
levait rompu de fatigue. Elles survenaient dans le sommeil et,
généralement, à la suite de contrariétés ou de journées plus
fatigantes que d'ordinaire (notre ami est grand amateur de
sports, où il apporte son caractère impétueux en toutes
choses). Je ne savais trop à quoi attribuer ces phénomènes,
lorsqu'une compagne de hasard du jeune homme nous confia
qu'une nuit, demi-heure environ après qu'il se fut endormi, il
s'agita, grinça des dents, « tordit ses bras », courte scène suivie
de ronflements sonores. Je pensai immédiatement à de l'épilepsie nocturne. Une enquête sévère, portant sur les antécédents, l'état mental, les ascendants du malade, me fortifia dans
mon diagnostic. Je crois pouvoir assurer que nous étions en
présence de crises comitiales nocturnes se traduisant comme
signe révéleur d'émission, non d'urine, mais de sperme (¹). Un
traitement bromuré éloigna considérablement ces pollutions
nocturnes, sans toutefois les faire disparaître complétement.

Je me souviens avoir vu un cas à peu près semblable à l'asile
d'aliénés de Cadillac. Mais comme je n'ai pas retrouvé les notes
qui m'en conservaient les détails, je m'abstiens d'en parler.

Je crois donc que les pertes séminales nocturnes sont parfois
en rapport avec des attaques comitiales. Je n'accorde pas à ce
signe plus d'importance qu'il n'en mérite. Je souhaite simplement que des faits plus nombreux confirment mon opinion (²).

(¹) P. Moreau de Tours fils cite, d'après Brière de Boismont et L. Meyer, deux cas
d'impulsions homicides survenus à la suite d'une perte séminale. Il semble qu'on soit
en présence de deux impulsions épileptiques (P. Moreau de Tours fils, *loc. cit.*,
p. 25). Etienne Sainte-Marie parle « d'épilepsie des vésicules séminales » (*Dissertation
sur la pollution diurne involontaire*, traduit du latin [de Wichmann, Joh. Ernst,
1782] et augmentée de notes, 1817). Mais ce terme n'était pour l'auteur qu'une simple
image et n'impliquait en rien l'idée de véritable épilepsie.

(²) Je ne pensais pas que ce souhait dût être si vite réalisé. Quatre jours après avoir
présenté ce travail à M. le Dr Régis, il me fit l'honneur de me présenter un malade
chez lequel des pertes séminales semblaient devoir être rapportées au mal comitial.

J'ai remarqué également — et cela plusieurs fois — que certains malades posaient le diagnostic rétrospectif de leurs crises nocturnes d'épilepsie par les seules impressions que leur avaient laissées les rêves de leur nuit comitiale.

On m'excusera de résumer brièvement une observation personnelle que je crois intéressante :

Oscar C..., entré à l'asile d'aliénés de Cadillac, au mois de janvier 1898, pour épilepsie avec impulsions violentes.

Père alcoolique; mère irascible et brutale; une sœur hystérique.

Il me raconte, un matin, qu'il a eu, la nuit précédente, une attaque pendant son sommeil. Il reconnaît ces attaques nocturnes non pas à l'émission d'urine, de matière fécales, aux morsures qu'il se fait à la langue, etc., toutes choses qui existent cependant parfois, mais à un rêve, toujours le même : il est entouré de flammes; des ruisseaux de sang coulent autour de lui; les flammes se rapprochent, le sang monte, atteint la poitrine, dépasse la tête. Oscar fait des efforts pour surnager; mais un grand homme horrible, habillé de velours noir et rouge, lui donne, pour l'enfoncer, de grands coups de fourche sur la tête. — Il se

---

Je résume très brièvement l'observation exceptionnellement intéressante de ce sujet:

Fernand X..., employé de commerce, trente-sept ans (juillet 1899), s'est présenté une première fois à la policlinique de M. le Dr Régis en juin 1890.

Père, épileptique; mère, sans tare nerveuse, morte d'une maladie de cœur. Un frère, convulsions dans l'enfance.

Antécédents personnels. Aucune maladie grave antérieure; a fait son service militaire; deux blennorragies, l'une à vingt-cinq, l'autre à vingt-sept ans, parfaitement guéries.

Il y a deux mois (avril 1890), il s'est réveillé avec la moitié de la face déviée à gauche; hémiparésie et hémi-hypoesthésie droites, il avait eu les jours précédents de l'incontinence nocturne d'urine. Les notes recueillies à cette époque montrent qu'on avait posé le diagnostic de mal comitial, puisqu'on avait institué un traitement à base de bromure de potassium.

La guérison fut rapidement complète et se maintint jusqu'à ces jours-ci.

Le vendredi 30 juin 1899, le malade revient consulter M. le Dr Régis. Il se plaint de pertes séminales nocturnes, et raconte ce qui suit:

Depuis environ un an, il a des pollutions nocturnes qui, d'abord mensuelles, se sont rapprochées de plus en plus jusqu'à devenir bihebdomadaires.

Voici comment surviennent ces pertes : Le matin, toujours, de une heure à quatre heures, au milieu de rêves érotiques, mais normaux en somme, il ressent au niveau des mollets une douleur qu'il compare à un violent coup de bâton; il ne se réveille pas, et cependant il a la sensation d'une contracture de tout le corps; il se sent « raide comme un morceau de bois ». Cela dure trois ou quatre minutes, souvent moins; il se réveille alors, et, au moment même, a une abondante éjaculation, avec l'érection et le spasme voluptueux ordinaires. Sueurs abondantes, palpitations; il se rendort un moment après.

D'autres fois, lorsqu'il ressent au niveau des mollets cette douleur significative, il se réveille *par un effort de volonté*, grâce auquel il peut ainsi arrêter sa crise. Dans

souvient au réveil des détails de ce rêve; il en est encore tout bouleversé. Puis ces sensations s'affaiblissent et disparaissent; le souvenir du rêve persiste cependant, mais le malade le raconte d'une façon indifférente, sans y apporter cet air de frayeur, ce tremblement de la voix qui l'accompagnent aux premiers moments du réveil.

J'avais pensé d'abord que ce rêve, toujours le même, était en quelque sorte une aura psychique de l'attaque, ou la déterminante de l'attaque, comme on a en cité quelques exemples : dans le sommeil un rêve, par son excitation propre, amène la crise [1]. Cependant, le malade m'affirmait que certaines de ses attaques diurnes laissaient au réveil le même souvenir. Une de ces attaques diurnes, à laquelle j'assistai quelques jours après, vint me donner la véritable valeur de ce rêve terrifiant.

Je causais une après-dînée avec ce malade, quand tout à coup il tombe en poussant un cri; il se raidit quelques secondes, puis est secoué par des convulsions bien classiques. L'attaque allait se terminer par une période de sommeil stertoreux, lorsqu'il me vint à l'idée de réveiller le malade en le secouant fortement :

« Eh bien! que vous arrive-t-il?

— Ah! vous me réveillez, bien; je viens de faire un sale rêve *(sic)*. (Je ne sais s'il me reconnaît. Ses yeux, dans leur vague, ont une expres-

---

ce cas, il n'y a ni contracture, ni éjaculation, mais simplement érection, qui disparaît vite.

Lorsqu'il a sa crise complète, il ressent le matin, au lever, une lassitude générale, de la lourdeur de tête, et il a une certaine difficulté à se livrer à ses travaux habituels de bureau.

Rien du côté du canal de l'urètre. Pas d'hémorroïdes, de fissure à l'anus; pas de constipation. — Réflexes rotuliens un peu vifs; pas de signes de tabes au début ou confirmé. — Pas de rétrécissement du champ visuel, ni de zones anesthésiques, ou hypoesthésiques, ni aucun stigmate hystérique; pas d'alcoolisme; marié depuis cinq ans, le malade remplit normalement ses devoirs conjugaux.

Quatre ou cinq fois, brouillards devant les yeux, envie de vomir, sans perte complète de connaissance; le tout terminé par des sueurs profuses.

Ajoutons qu'il a eu des pertes séminales (sans autre accident) dans l'adolescence et pendant les quelques semaines qui ont précédé (en 1890) l'accident qui l'a fait consulter une première fois M. le Dr Régis.

Il est difficile de ne pas voir dans ces crises des accès incomplets de mal caduc : l'aura existe, la période tonique est bien évidente; mais la phase clonique fait défaut. Cette observation est d'un intérêt exceptionnel : c'est du mal comitial conscient; c'est du mal comitial sur lequel la volonté a prise; c'est enfin — sans parler de cette conscience dans le sommeil que présente le malade — du mal comitial qui se traduit par des pertes séminales. Supposez que le sujet n'ait pas conscience de son aura et de ses convulsions toniques, qu'il ne se réveille pas, et le seul phénomène de ses crises, indubitablement comitiales, ne serait que les pertes séminales, tout comme chez le malade cité plus haut. Il semble même permis de se demander si les pertes séminales qu'eut autrefois ce malade — surtout celles de 1890 — ne sont pas en rapport avec des attaques comitiales nocturnes inconscientes.

[1] Voir Féré, *Les épilepsies et les épileptiques*, p. 281. Cet auteur cite : Chaslin, *Du rôle du rêve dans l'évolution du délire* (thèse de Paris, 1887), Tissot, Nothnagel, Magnan, Baillarger, etc.-. Voir aussi : Tissié, *Les rêves*.

sion de terreur.) Du feu, du sang et un grand homme rouge, noir, avec une fourche; des coups sur la tête. Vlan! vlan! »

Il retombe à son sommeil, que je respecte.

Cette expérience fut une révélation pour moi : il était bien évident que le rêve terrifiant décrit par le malade n'avait pas les caractères de l'aura, puisque jusqu'au moment même de la chute, le malade m'avait parlé et conservait la plénitude de son intelligence. Le rêve n'avait pas davantage de rapports étroits avec le sommeil post-paroxystique, puisque le malade l'avait ressenti avant ce sommeil. Il se plaçait au moment de la crise même : il était la façon d'être de cette crise dans la conscience du malade.

Si, après réflexion, il rapportait à une crise nocturne la perception de ce rêve dont les détails terrifiants étaient toujours semblables, cela ne s'était pas fait d'un seul coup. Au début, il se réveillait, fatigué, sachant très bien qu'il avait eu des cauchemars, mais sans y attacher l'importance voulue. Plus tard, les renseignements que lui donna sa femme et les divers accidents habituels aux comitiaux nocturnes vinrent lui démontrer que toutes les fois qu'il faisait ce rêve, il avait une attaque dans son sommeil. Il lui fut donc facile de déceler ces attaques lorsque au réveil persista le souvenir de ce cauchemar spécial.

J'ai recherché si ce phénomène se rencontrait chez d'autres épileptiques dont le sommeil était traversé de cauchemars plus ou moins semblables entre eux. Je n'ai pas trouvé, en réalité, de faits aussi démonstratifs que celui que je viens de résumer, mais j'ai remarqué bien des fois le caractère particulièrement terrifiant et pénible des rêves que les épileptiques ressentent dans leurs nuits comitiales et la certitude avec laquelle ils affirment leurs crises d'après les seuls caractères de ces rêves. C'est ce qu'on pourrait appeler, assez justement, je crois, l' « onirocritie comitiale » [1].

Nous avons montré à quels caractères on pourrait reconnaître l'impulsion consciente épileptique lorsqu'elle constituait à elle seule toute l'extériorisation du haut mal.

Nous avons dit ensuite qu'il était utile de rechercher tous les signes d'épilepsie pouvant étayer un diagnostic déjà probable, et nous en avons fait connaître deux, nouveaux peut-être : les pollutions nocturnes et les rêves considérés comme reliquat de l'attaque; mais, répétons-le, l'impulsion consciente, phénomène d'épilepsie psychique, peut être le seul accident notable d'un mal comitial fruste.

Souvenons-nous que ce n'est qu'un accident : il éclate subitement; mais il est préparé par l'état spécial d'irritabilité des centres nerveux de l'épileptique. L'impulsion subite est comme l'explosion d'une chaudière dont, depuis longtemps, la vapeur est à trop haute tension.

Il y a, en d'autres termes, *un état mental habituel de l'épileptique*, dont l'impulsion consciente, comme tout autre équivalent psychique, n'est que l'exagération, le paroxysme.

Cet état mental habituel de l'épileptique, on le nomme d'un seul mot : le caractère.

Il est très important d'en préciser les traits : lorsqu'on les connaît bien, il est permis, rien qu'à leur constatation, de rapporter à l'épilepsie un trouble quelconque des diverses fonctions... Ainsi le diagnostic d'une impulsion consciente épileptique en sera plus solide. En outre, au seul examen du caractère d'un individu, on pourra déceler l'épilepsie latente, en prévoir les manifestations futures; les éviter. « Dans un grand nombre de cas, dit Féré, le caractère et les mœurs d'un épileptique pourront faire soupçonner la maladie en dehors de tout paroxysme officiel. »

Le caractère est, en grande partie, le produit de l'hérédité : il traduit les acquisitions de l'espèce. L'habitude, la réflexion, l'éducation l'individualisent plus ou moins sans doute, mais elles ne peuvent pas en changer les bases mêmes, qui restent telles que l'hérédité les a fixées. Ainsi, tous les épileptiques ont dans leur caractère un fonds immuable que des facteurs héréditaires analogues leur ont donné. Il n'est généralement pas difficile à dégager des éléments étrangers qui l'accompagnent.

Falret, dans son étude déjà citée, a, le premier, nettement du moins, fait connaître les traits distincts de ce caractère.

« Ce que l'on doit surtout remarquer, selon nous, dit-il, dans le caractère comme dans l'état intellectuel des épileptiques, c'est l'extrême variabilité de leur humeur et de leurs dispositions

mehtales, selon les moments où on les observe. » Cette variabilité se traduit dans leurs sentiments, dans leur intelligence,
dans leurs paroles et leurs actes. Mais ce qui n'est pas moins
essentiel, c'est l'irritabilité ordinaire de ces malades. « L'irritabilité constitue le trait dominant du caractère habituel des
épileptiques. »

Morel, à qui rien n'échappait, avait déjà bien vu ce fonds
constant d'irritabilité et cette variabilité, si vraiment propres à
l'épileptique.

Après Falret et Morel, beaucoup d'autres auteurs ont étudié
le caractère des épileptiques. Legrand du Saulle, Howden ([1]),
Echeverria ([2]), Samt, Leidesdorf, Christian, Féré, etc., etc.,
ont abordé cette question sans y apporter d'ailleurs d'éléments
vraiment nouveaux.

Le caractère de l'épileptique se résume en deux mots :
irritabilité, variabilité. « C'est un caractère essentiellement
mobile et explosif, » dit Féré. Cette mobilité est tantôt perma-
nente : la vie entière de l'individu est une série d'explosions
psychiques; tantôt elle n'est que transitoire : les paroxysmes
surviennent par séries, séparés de périodes d'accalmie plus
ou moins longues.

» Ces malades passent de l'enthousiasme et de la bienveil-
lance la plus outrée au mépris et à la haine la plus implacable;
tantôt tendres et généreux, tantôt violents et d'une rapacité
sordide; tantôt polis et d'une obséquiosité gênante, tantôt
insolents et grossiers; tantôt gais et expansifs, tantôt maussa-
des et silencieux. Le plus souvent, la modification s'opère sans
transition comme un changement à vue. » (Féré.)

L'irritabilité de l'épileptique se traduit surtout par des
colères violentes, terribles, qu'un motif futile fait naître ou qui
éclatent même spontanément. Tous ceux qui ont vécu avec ces
malades ont été frappés par ces éclats soudains de colère dans
lesquels l'épileptique vocifère, brise tout ce qui se trouve à sa

---

([1]) Howden, *The Journal of mental science*, p. 482 1873.
([2]) Echeverria, *Id.*, p. 12, 1885.

portée : tableau, atténué pourtant, de la fureur épileptique, véritable forme d'aliénation mentale.

Il n'est pas rare non plus de voir des épileptiques, qui viennent d'afficher, un moment auparavant, le plus profond mépris, la haine la plus complète pour les dogmes de la religion, blasphémant et persiflant tour à tour, tomber tout à coup dans une exagération de pratiques ascétiques. Il est de règle qu'ils veuillent convertir leur entourage à leurs convictions du moment et l'on en voit faire de la propagande religieuse avec une intolérance, une violence, une irascibilité, qui ne souffrent pas de contradictions. « Ils portent un livre de prières dans leur poche, dit Samt un peu comiquement ; ils ont le bon Dieu sur les lèvres et la dernière des canailleries dans le corps. »

Ceux qui s'occupent de querelles politiques y mettent le même esprit d'intolérance brutale.

Quelles différences profondes entre ce caractère mobile, irritable, violent, et le caractère de l'hystérique et du neurasthénique !

L'hystérique est fantasque, mais il n'a jamais ces accès de violence, ces rancunes amères de l'épileptique. Ce qui le caractérise surtout, c'est le besoin impérieux qu'on s'occupe de lui : il veut être, à tout prix, remarqué, flatté, caressé. Qu'on satisfasse ce besoin de sa nature capricieuse et puérile, il sera le plus charmant des êtres.

Le neurasthénique, avec ses angoisses perpétuelles, ses craintes, ses faiblesses, ses émotions douloureuses, ses préoccupations nosophobiques, sa volonté inconsistante, se concrète dans un type bien spécial et bien connu.

Ces trois types de malades se différencient donc rien que par leur façon d'être mentale. On comprend dès lors de quelle importance sera l'étude du caractère pour fixer le diagnostic étiologique d'un phénomène qu'on ne pourrait à un premier examen rattacher d'une manière solide à l'une des trois grandes névroses constitutionnelles. Si nous revenons, par exemple, au point qui nous occupe spécialement, l'impulsion consciente, il nous sera loisible, en étudiant la mentalité ordinaire des malades dont nous avons donné les observations, de dégager les traits essentiels du caractère épileptique.

Les considérations qui précèdent feront penser, sans doute, que nous avons eu raison de rattacher au mal comitial les impulsions au suicide de nos trois derniers malades. Quand bien même nous n'aurions pas été prévenus par l'histoire du premier, les particularités de ces impulsions et celles de leur caractère auraient suffi à poser le diagnostic.

Ces malades sont des épileptiques larvés, des épileptiques psychiques, si l'on veut : ils ne peuvent être autre chose.

CHAPITRE III

Du « suicide impulsif conscient ».
Des diverses variétés cliniques de suicide
et de leur classification.

Nous avons montré qu'il existe des impulsions parfaitement conscientes et mnésiques d'origine comitiale.

Étudiant plus spécialement une variété clinique de ces impulsions, nous avons fait entrer dans la science un type nouveau de tendance au suicide, « *le suicide impulsif conscient* » épileptique.

Il nous faut maintenant le placer dans le cadre des classifications proposées par les auteurs, et s'il n'y peut facilement entrer, ne pas hésiter à briser ce cadre pour en proposer un autre plus en rapport avec les faits.

Il est étonnant de voir le nombre prodigieux d'écrivains qui ont abordé la question du suicide. Tour à tour traité aux points de vue religieux, moral, philosophique, social, historique, médical, le suicide a fait naître une quantité considérable d'ouvrages, dont certains sont le fruit de réflexions profondes et même géniales, mais dont la plupart ne sont qu'un prétexte à ces rêveries déclamatoires qu'affectionnent tant d'écrivains.

Je ne m'occuperai — très succinctement d'ailleurs — que des travaux des médecins. Mieux placés sans doute que les moralistes pour dégager les conditions vraies du suicide, ils

en ont tenté diverses classifications dont il m'est nécessaire
de dire quelques mots.

L'opinion que le suicide est toujours le résultat de l'aliénation mentale était vraiment trop peu conforme à l'observation
quotidienne pour prévaloir longtemps. Elle n'a été soutenue
que par de rares personnalités, Esquiros et Bourdin (¹) notamment.

P. Moreau de Tours (²) a divisé le suicide en quatre classes,
d'après ses causes déterminantes :

1° Suicide dû à la folie, « qui tient le premier rang (³); »

2° Suicide dû aux passions (jalousie, amour, haine, etc.);

3° Suicide dû aux maladies (tuberculose, cancer, fractu-
res, etc., etc.);

4° Dans le quatrième groupe, sont entassés pêle-mêle tous
les suicides dus « aux autres causes ».

Enfin, le *suicide chez les enfants* est étudié à part.

Il me sera permis de dire qu'une critique de cette classification est inutile. En l'exposant, on l'a jugée.

« Le suicide, dit A. Ritti (⁴), doit être considéré, dans la
plupart des cas, comme un acte délirant symptomatique d'une
affection mentale ou d'une maladie, soit aiguë, soit chronique,
d'un autre organe de l'économie. »

Cela posé, les suicides se classent tout naturellement en
deux groupes :

1° Suicides dans les maladies autres que la folie; et ces
maladies seront aiguës (agissant par l'intermédiaire du délire
fébrile) ou chroniques (suicides des tuberculeux, des para-
lysés, des cardiaques, etc.);

(¹) Cités par Esquirol, Legrand du Saulle, Moreau de Tours, etc.
(²) P. Moreau de Tours, *Dictionnaire de médecine et de chirurgie pratiques,*
art. *Suicide.*
(³) Cette opinion que la folie est la grande cause déterminante du suicide se retrouve
partout. Les statistiques l'infirment cependant. Elles concourent, dans leur ensemble,
à démontrer que : la folie cause 1/5 seulement des suicides ; les embarras de fortune,
les amours contrariées, les maladies incurables, les chagrins, etc., 3/5 ; enfin, il y a 1/5
des suicides dont les causes échappent.
(⁴) *Dictionnaire encyclopédique des sciences médicales,* art. *Suicide* (pathologie),
par Ant. Ritti.

2° Suicides dans l'aliénation mentale. « Sous la dénomination d'aliénation mentale, nous classons non seulement les
vésanies proprement dites, mais encore les affections organi-
niques du cerveau, les névroses convulsives, les maladies
toxiques, qui sont accompagnées de troubles intellectuels et
moraux analogues à ceux observés dans la folie vésanique. »

Le *suicide des enfants* forme encore ici un groupe à part.
Ce suicide pourrait être rapproché des suicides dans l'aliénation mentale, car les jeunes suicidés « ne sont le plus souvent
que ce que dans le langage de la médecine mentale on appelle
des insuffisants, des dégénérés, en un mot des héréditaires et
des cérébraux. » Il est vrai aussi que, « sans avoir recours à
la pathologie, on peut expliquer le suicide chez les enfants
par leur état psychologique naturel. »

Le *suicide héréditaire* constitue également un groupe spécial.

Ant. Ritti n'a certainement voulu donner dans sa classification des suicides qu'un procédé artificiel de les passer tous
en revue. Même réduite à ce rôle, il ne semble pas qu'on
puisse l'accepter. Considérer le suicide comme le résultat
d'une maladie, dans la plupart des cas, ce n'est vraiment pas
s'occuper suffisamment des données de l'observation. Qui ne
sait que bien des suicides sont causés par la ruine, la misère,
la crainte du déshonneur, la perte d'une personne aimée, etc.?
Qui ne voit, d'ailleurs, que le suicide survenant au cours d'un
délire fébrile doit être identifié avec le suicide des aliénés, et
qu'il ne peut être rapproché de celui que déterminera l'incurabilité d'une maladie?

Abandonnons ces classifications... N'en cherchons pas d'autre dans les auteurs qui se sont occupés de la question avec
le ferme désir de la traiter scientifiquement. Nous n'y trouve-
rions pas ce que nous voudrions : une classification pathogénique et clinique à la fois, qui puisse contenir tous les cas
de suicide et les réunir en groupes bien distincts. Une pareille
classification est-elle possible? Nous allons le voir.

Nous ferons une première remarque qui s'impose : le
suicide peut être voulu, raisonnable ou, si l'on préfère, rai-

sonné : le sujet conserve son libre arbitre (¹), il se donne la mort après une détermination plus ou moins réfléchie. C'est **le suicide voulu ou normal.**

Une autre classe sera constituée par **le suicide imposé ou pathologique,** c'est-à-dire celui que l'individu ne veut pas ou qu'il ne voudrait pas, s'il conservait son libre arbitre ou, plus cliniquement, l'intégrité de ses fonctions psychiques. Nous y plaçons comme variétés :

1º *Le suicide dans l'aliénation mentale;*

2º *Le suicide impulsif conscient (épileptiques);*

3º *Le suicide somnambulique (hystériques);*

4º *Le suicide des obsédés (neurasthéniques et dégénérés).*

Essayons de légitimer cette classification, qui peut sembler à première vue trop simple pour une question aussi complexe que celle du suicide.

La première classe, **le suicide normal,** raisonnable, raisonné, ne souffre pas de contradictions.

L'homme sort librement d'une vie dont il ne veut plus. Les raisons de sa détermination sont variées : la misère, la ruine, les ambitions déçues, les affections contrariées, les déceptions de toutes sortes, les douleurs intolérables, les conséquences funestes ou l'incurabilité d'une maladie; le point d'honneur, la fuite de responsabilités trop lourdes, la simple fatigue d'une vie ingrate, etc., etc., sont autant de motifs dont l'intéressé est le seul juge et qui peuvent, à ses yeux, comme aux yeux de tout homme sans préjugés, légitimer le suicide.

Dans tous ces cas, je le répète, le suicide est librement consenti. C'est un acte de pleine raison, c'est la plus haute manifestation de la liberté humaine.

C'est ce suicide sur lequel les moralistes et les philosophes ont de tout temps écrit et discuté. La tâche que nous nous sommes imposée ne consiste pas à les suivre, à rechercher si le suicide est « autorisé », s'il est ou non « une rébel-

---

(¹) Il est bien entendu que nous employons ce terme sans en préjuger la valeur absolue. Nous n'avons pas à discuter si Spinoza avait raison lorsqu'il disait : « Notre illusion du libre arbitre n'est que l'ignorance des motifs qui nous font agir. »

lion contre la volonté divine », « la manie des âmes faibles »,
« la désertion d'un soldat devant l'ennemi », etc., etc.

Il nous suffira de savoir qu'il est libre, voulu, conçu, exécuté
dans la plénitude de la raison.

Le second groupe contient tous les autres cas de suicides.
Ici, ce n'est plus l'acte réfléchi d'une volonté qui connaît sa
force; bien qu'il soit nécessaire de remarquer que cet acte est
encore en quelque sorte volontaire. Le sujet se tue parce qu'il
le veut bien (sans cela il n'y aurait pas suicide); seulement, sa
détermination n'est pas le résultat des opérations irréprocha-
bles de sa raison : elle lui est imposée par une perversion, une
déviation morbide des fonctions psychiques (¹) : c'est **le suicide pathologique**.

Le suicide est tout d'abord le fait de l'*aliénation mentale*.
Tout le monde reconnaît la nécessité de grouper ces cas sous
la même rubrique.

Le suicide dans le délire fébrile reconnaît le même mécanisme et doit être placé dans le même groupe.

Dans toutes les variétés de psychoses on a rencontré le
suicide : dans la manie, la mélancolie, la paralysie générale, la
démence même. A chacune de ces formes, le suicide emprunte
des traits plus ou moins intéressants dont je n'ai pas à
parler ici.

Nous arrivons maintenant aux trois formes de suicide que
laissait prévoir l'étude que nous avons faite des impulsions
conscientes : *suicide impulsif conscient, suicide somnambulique, suicide des obsédés*. Leur place est dans notre second
groupe; pas ailleurs. Ils ne sont pas libres, ils ne sont pas le
fruit d'une réflexion approfondie : ce ne sont pas des suicides
normaux au sens où nous l'avons entendu. Ils envahissent la
conscience, ils s'imposent; la volonté lutte contre cette viola-
tion de territoire avec plus ou moins de force et de succès.

(¹) C'est à ces suicides que s'applique absolument la pensée profonde du philosophe
Jouffroy lorsqu'il disait (je cite de mémoire) que le mot suicide était mal fait, parce
que « ce qui tue n'est pas le même que ce qui est tué ».

On ne peut pas davantage les identifier avec la première variété de la seconde classe : les malades qui nous occupent ne sont pas des aliénés, du moins à l'heure où nous les prenons. Ils pourront le devenir par la suite, sans doute : épileptiques, hystériques, dégénérés, peuvent glisser à la folie, nous le savons ; mais nous les observons alors qu'ils n'en sont pas encore là.

Il faut donc nécessairement créer des divisions nouvelles ; et il faut en créer trois, comme nous le faisons, parce que, dans chacune, nous réunirons des cas de même espèce, différents les uns des autres, non seulement au point de vue de leur nature, mais encore de leurs manifestations cliniques.

Le *suicide impulsif conscient* est la dénomination qu'il convient, nous le croyons, de réserver aux cas de nature comitiale, dont nous avons donné, peut-être, les premières observations.

Dégageons, en brèves formules, le type clinique :

Le suicide impulsif conscient est de nature épileptique (¹). Il est caractérisé par une impulsion subite et violente au suicide. Cette impulsion reste consciente, et le sujet qui en est saisi peut y résister. Elle se reproduit périodiquement avec les mêmes caractères ; ne s'accompagne pas d'angoisse ; disparaît brusquement, comme elle est venue ; elle laisse ou non après elle de l'obnubilation intellectuelle et de la fatigue ; elle persiste dans le souvenir. Elle peut effectivement se terminer par le suicide. Elle est la seule manifestation d'une épilepsie larvée, ou peut être accompagnée d'autres symptômes du mal comitial.

C'est là le suicide véritablement propre à l'épileptique. Il peut, d'ailleurs, se suicider autrement que par cette voie, et l'on connaît bien le suicide de l'épileptique dans un accès de

(¹) Le suicide impulsif conscient, dégagé de toute obsession manifeste, se rencontre également dans les bas-fonds de la dégénérescence ; nous avons noté que les dégénérés tout à fait inférieurs : les idiots, les imbéciles, les débiles, ont des impulsions à peu près semblables aux impulsions conscientes de l'épileptique. Mais en réalité l'intérêt de ces suicides est minime, comparés à ceux des épileptiques, et nous croyons, cette restriction faite, légitime de consacrer aux seuls suicides comitiaux que nous avons décrits le nom de suicides impulsifs conscients. Il ne sera pas difficile, si l'on veut un terme pour les suicides des dégénérés inférieurs, d'en trouver un qui leur convienne.

furcur ou dans le cours d'une impulsion inconsciente et irrésistible. Le premier cas est du domaine de l'aliénation mentale; le second en fait partie à peu près au même titre, ou bien
ce n'est pas un suicide mais un accident.

Désespéré par la perspective d'une maladie incurable et
terrible, l'épileptique peut encore se donner la mort par un
libre effort de sa volonté : il accomplit alors un suicide qui
rentre tout naturellement dans notre première classe.

Le *suicide somnambulique* appartient à l'hystérie. Il est bien
décrit et parfaitement connu. E. Mesnet [1] a particulièrement
insisté sur cette forme de suicide à propos d'une observation
très intéressante et minutieusement fouillée.

Comme dans le cas d'automatisme ambulatoire hystérique,
le suicide est perpétré en état second; mais l'idée, le sentiment
qui le font naître, appartiennent à la veille. Les caractères propres sont les mêmes que ceux du vagabondage somnambulique.
Le diagnostic différentiel d'avec le suicide impulsif conscient
se pose d'après les mêmes principes.

Laissons parler Mesnet : « La longue durée de l'affection,
les mutations nombreuses que présentaient les accidents, l'éloi-
gnement de sa famille et de ses enfants, attristaient profondément Mme X... Souvent, elle nous disait : « Mais quand tout
cela finira-t-il donc? Je suis bien malheureuse... »

Voilà le sentiment profond de tristesse qui va, en état
d'hypnose, envahir toute la conscience et pousser irrésisti-
blement au suicide. Mesnet le dit, d'ailleurs, avec la plus
grande netteté : « Les déterminations et les actes observés
dans le somnambulisme avaient pour principe les préoccupations de la veille... Aussitôt entrée dans la crise, son esprit
et ses sens se fermaient à la plupart des impressions du
dehors; tout son être physique et moral se mettait au ser-

[1] E. Mesnet, Étude sur le somnambulisme envisagé au point de vue pathologique (*Archives générales de médecine*, p. 147, 1860).
Id., De l'automatisme de la mémoire et du souvenir dans le somnambulisme patho-logique (*Union médicale*, p. 105 et 117, 1874).

vice de l'idée du suicide; elle pensait, combinait, agissait pour arriver à ce but. » — L'idée déprimante est exclusive au sens profond du mot; elle impose le suicide, comme l'idée captivante, pour employer l'expression de Tissié, impose la fugue.

On conçoit que le malade puisse réellement se tuer : « Elle exécute sous nos yeux, dit Mesnet, son funeste projet, qu'elle eût réalisé sans notre intervention. » Autre part, le même auteur s'exprime ainsi : « J'ai assisté à deux tentatives de suicide (somnambulique)... que j'ai laissées se poursuivre jusqu'à la dernière limite de l'expérimentation; j'ai coupé la corde au moment où l'asphyxie commençait. »

Ajoutons que, dans l'hypnose, le souvenir de tous les détails de ces tentatives de suicide reparaissent avec une précision entière.

L'analogie de ces cas avec ceux de vagabondage somnambulique est frappante. C'est, d'un côté et de l'autre, le même déterminisme, les mêmes moyens, les mêmes particularités.

Nous aurions pu d'emblée, en rapprochant cette observation de Mesnet, qui est loin, d'ailleurs, d'être isolée, de celles que nous avons fournies dans notre premier chapitre, en faire ressortir les différences capables d'asseoir solidement un diagnostic. Si nous ne l'avons pas fait, si nous avons préféré tenter le parallèle en nous servant des cas d'automatisme ambulatoire, c'est simplement parce que ces derniers sont mieux connus, que la littérature médicale nous les fournit en plus grand nombre, et que nous pouvions camper, en pleine lumière, en en face l'un de l'autre, deux types d'impulsions dont tout le monde a vu des exemples; si bien que se dégageait, aux yeux de tous, avec une plus impérieuse évidence, cette importante conclusion à laquelle nous voulions aboutir : qu'un diagnostic différentiel était possible entre les deux impulsions épileptique et hystérique, sans avoir besoin d'appeler à son aide les arguments puisés dans la façon d'être de la conscience et de la mémoire.

Nous dirons ici ce que nous avons dit pour l'épileptique : le suicide somnambulique n'est pas la seule forme du suicide hystérique.

L'hystérique peut se tuer dans une impulsion violente, irrésistible, inconsciente; l'hystérique jouerait surtout la comédie
du suicide : c'est un moyen « de fixer l'attention publique, de
faire du bruit ». (Taguet.) Cette dernière modalité du suicide
hystérique est la règle pour certains auteurs : Taguet, Legrand
du Saulle, Huchard (¹), entre autres. — Pitres, se basant sur
dix cas de suicide hystérique, observés dans son service, est
d'un avis tout opposé : « Le suicide des hystériques est, en
général, le résultat d'une détermination soudaine, irréfléchie;
mais rien n'autorise à le considérer comme une comédie gros-
sière jouée par des simulatrices pour se rendre intéressantes
ou pour alarmer leur entourage. » Si ces tentatives n'amènent
pas plus souvent la mort, c'est qu'elles ne sont pas prémé-
ditées.

Quoi qu'il en soit, un fait reste; c'est qu'il est une variété
de suicide vraiment propre à l'hystérique : nous l'appelons
suicide somnambulique.

Le dégénéré obsédé, le neurasthénique, peut entrer dans le
suicide de différentes façons. Volontairement, pour mettre un
terme à ses souffrances continuelles, à ses angoissantes luttes
de tous les instants. Il se tuera pour fuir les obsessions qui le
torturent; peut-être même se tuera-t-il pour échapper à l'obsession du suicide (²).

Mais le suicide qui lui est particulier, celui qui permet de
décrire un type spécial de suicide neurasthénique, bien distinct de tous les autres, c'est le *suicide-obsession,* dans lequel,
poussé à la destruction de lui-même, par une force contre
laquelle il lutte désespérément, dans une douloureuse tension
de sa volonté chancelante, le neurasthénique finit par suc-
comber et s'abandonne (³).

Toujours accompagné de cet état d'angoisse si spécial, cette

(¹) Cités par Pitres, *Leçons cliniques sur l'hystérie et l'hypnotisme,* 1891, 40ᵉ leçon
(t. II, p. 47) : Du suicide des hystériques.
(²) Pitres et Régis, *loc. cit.,* p. 53.
(³) Ce suicide serait exceptionnel. L'obsédé ne va pas généralement jusqu'à se
donner la mort. La rareté des faits (est-elle réelle dans l'espèce?) n'implique pas que
la création d'un type clinique soit illégitime,

obsession — car ce n'est pas autre chose, qu'elle aboutisse, ou non, à l'acte ; — cette obsession est née d'une cause plus ou moins obscure, plus ou moins éloignée. Bien souvent elle est venue hanter le cerveau du malade, peut-être même en est-elle l'hôte familier.

Que de différences entre ces caractères du suicide-obsession et ceux des suicides impulsif conscient et somnambulique !

Que de différences aussi dans l'aspect ordinaire de ces trois sortes de malades : Voici l'épileptique avec son étrange versatilité qui, dans un moment, l'emporte tour à tour des pires explosions de colère et de haine aux plus profondes démonstrations d'amour et d'enthousiasme ; l'hystérique, avec son caractère fantasque et puéril, occupé avant tout de sa personne, voulant, à tout prix, être un centre autour duquel le monde doit tourner ; et le dégénéré obsédé, sombre, épuisé par ses luttes sans cesse renaissantes, malade de mille maux, traînant au milieu de ses souffrances et de ses dégoûts une vie dont le repos semble banni.

Tous les cas de suicide entrent — nous le pensons du moins — dans les classes et les variétés que nous proposons. Elles sont nécessaires, et nous les croyons suffisantes.

Il faut toutefois entamer une discussion à propos de ce qu'on a appelé : le suicide épidémique, le suicide héréditaire, le suicide des enfants, le suicide à deux.

Le *suicide épidémique* n'est pas, à proprement parler, une variété spéciale.

P. Moreau de Tours fils ([1]) avait déjà vu que les épidémies de suicide ne prenaient leurs victimes que chez les « prédisposés ». La réflexion est très juste, et lorsqu'on discute les observations de suicide épidémique que les auteurs nous ont laissées, on se convainc rapidement que les malades dont elles s'occupent sont des épileptiques, des neurasthéniques, des hystériques ou de véritables aliénés. Sans doute, les circonstances ambiantes précipitent au suicide des malheureux qui

---

([1]) P. Moreau de Tours fils, *loc. cit.*

l'auraient évité ou n'y seraient tombés que plus tard; mais il n'en est pas moins légitime de laisser au second plan le facteur imitation pour remonter à l'origine réelle de ces suicides. On pourra toujours rattacher les divers cas particuliers à l'un des groupes et des sous-groupes que nous avons posés.

Le *suicide héréditaire* paraît plutôt devoir être étudié à part. On lui reconnaît trois grands caractères qui semblent nettement le spécialiser : la transmission de la tendance au suicide à des générations successives; l'âge précis auquel il survient dans une même famille; l'identité du genre du suicide.

Ces caractères lui donnent un cachet de fatalité tout particulier, qui démontrerait, à défaut d'autres preuves, que ce suicide n'est pas librement consenti, qu'il est *imposé* par une force étrangère à la volonté.

Une autre remarque importante, et qui a frappé tous ceux qui se sont occupés de la question, c'est que, dans les familles où le suicide est héréditaire, les aliénés, les névrosés, les déséquilibrés, se rencontrent en grand nombre.

Ce suicide n'apparaît alors que comme un symptôme derrière lequel se cache un état de déséquilibration, de déviation ou de dégénérescence mentales. Ce qui est héréditaire, c'est cet état particulier du système nerveux des suicides familiaux : aliénés, épileptiques, hystériques, dégénérés, ils peuvent, en faisant abstraction de ce caractère familial de leur suicide, venir grossir notre second groupe.

Le suicide héréditaire est un suicide imposé par une psychose ou une névrose : c'est un suicide pathologique.

Nous avons, dans notre observation IV, un cas de suicide héréditaire. L'identité du genre de suicide est indéniable : le père se ferait sauter la cervelle s'il cédait à son impulsion, et bien que le fils ait fait deux tentatives de pendaison, il avoue avoir des préférences pour le revolver. Je ne reviens pas sur l'origine comitiale de notre cas. Mais il présente cette particularité que l'impulsion suicide est beaucoup plus précoce chez le fils, où elle apparaît à neuf ans, que chez le père, où, suivant des renseignements très dignes de foi, elle n'est survenue qu'à quarante-quatre ans. Cela nous amène à dire qu'en réalité la transmission du suicide à un âge précis chez les membres d'une même famille est moins absolue qu'on ne l'a dit. Qu'on collige les observations de suicide héréditaire, et l'on verra qu'il avance, la plupart du temps, en se transmettant à travers la race (¹). Et c'est une raison de plus pour en faire la traduction clinique d'une dégénérescence mentale. On sait, en effet, que cette dégénérescence dévoile généralement sa marche progressive par une précocité de manifestations cliniques de plus en plus grande chez les descendants; c'est là d'ailleurs une des raisons de l'extinction des familles de dégénérés. Ainsi, il n'est pas rare de voir un individu frappé par l'épilepsie héréditaire dix, quinze, vingt ans avant son père. Nos observations III et IV se rapprochent sans doute de ces faits.

Presque tous les auteurs décrivent à part le *suicide des enfants*. On sait qu'il est fréquent. On se demande quel en est le déterminisme, et les uns le trouvent dans l'état mental ordinaire de l'enfant. A l'âge de son suicide, l'enfant est presque encore « l'être spinal » dont parle Wirchow. Les instincts, purs réflexes fixés par l'espèce, dominent chez lui le raisonnement et la réflexion. « Sensible, irritable à l'excès, il agit aussi avec excès : aussi ne faut-il pas s'étonner qu'à la moindre contrariété, il se porte aux déterminations extrêmes (²). » D'autres ont été frappés par le caractère d'instantanéité, de soudaineté du suicide infantile. Ils le rapprochent

---

(¹) En réalité, en poussant plus loin l'analyse des observations de suicide héréditaire, on y voit nettement deux variétés.

Dans l'une, les descendants n'ont pas connu le suicide de leurs ancêtres : le suicide est alors généralement de plus en plus précoce; c'est la dégénérescence qui s'accentue en se transmettant.

Dans l'autre, l'héréditaire est instruit du suicide d'un membre de sa famille, ou même, si ces suicides ont été multiples, de la fatalité qui pèse sur sa race. Il y a, de ce fait, une obsession qui s'accroît de plus en plus; le malheureux a « le pressentiment » (ou mieux l'obsession) du suicide à la date même que lui indiquent, pour ainsi dire, ses parents déjà frappés.

Dans tous les cas, c'est un suicide pathologique qui entre, de plein droit, dans un de nos quatre groupes.

(²) Ritti, *loc. cit.*

dès lors du suicide des « prédisposés », et ils font de tous ces enfants des dégénérés, des héréditaires.

Cette dernière opinion paraît être la vraie. Dernièrement, un enfant de dix ans se pendit dans les environs de Bordeaux, à la suite du refus d'une friandise. J'ai fait prendre des renseignements sur cet enfant et sur sa famille : la mère est hystérique, le père alcoolique (?) et d'une intellectualité très bornée ; l'enfant a eu des « crises de vers » jusqu'en ces derniers temps, et bien que je ne sache pas au juste s'il faut y voir de l'hystérie ou de l'épilepsie, c'est assurément à l'une de ces deux névroses que nous avons affaire.

Il en est à peu près de même dans toutes les observations que les auteurs nous ont laissées. Notre observation IV est un beau cas de suicide infantile par dégénérescence comitiale.

Le suicide infantile est donc, au même titre que le suicide héréditaire, un suicide pathologique.

Que le moraliste y trouve matière à des considérations spéciales et qu'il en fasse une étude distincte, libre à lui ; mais le médecin devra le rapporter à sa véritable cause, et sans accorder à l'âge du sujet un intérêt qu'il ne mérite pas, il le considérera sans répugnance comme une des variétés, différente suivant les cas, de notre seconde classe.

Le *suicide à deux,* suicide bisexué d'amour [1] le plus souvent, qui a donné lieu à de si intéressantes monographies, n'a pas plus de raison d'être individualisé en type tranché que ceux que nous venons de décrire. La plupart du temps, susceptible d'être assimilé aux cas de suicides raisonnés (1er groupe), il sera parfois rapproché des suicides dus à l'aliénation mentale : on y verra la résultante d'une véritable folie communiquée, d'une de ces « folies à deux » que Baillarger [2] a le premier fait connaître en 1860, et dont différents auteurs ont depuis étudié la genèse avec tant de finesse et de précision.

[1] C'est le « suicide réciproque » d'Esquirol, le « suicide mutuel » de Falret.
[2] Baillarger, Quelques exemples de folie communiquée (*Gazette des hôpitaux,* 1860).

Ce rapide examen des diverses formes de suicide, admises généralement dans la littérature médicale, nous fortifie donc encore dans le bien-fondé de la classification que nous proposons :

1re CLASSE : **Suicide normal.**

2e CLASSE : **Suicide pathologique.**
{
1. *S. dans l'aliénation mentale.*
2. *S. impulsif conscient (épileptiques).*
3. *S. somnambulique (hystériques).*
4. *S. des obsédés (dégénérés et neurasthéniques).*
}

Résumons-en, brièvement, les avantages que veulent bien lui reconnaître quelques amis autorisés, consultés par nous à ce sujet.

Notre classification des suicides est *suffisante :* tous les cas y entrent sans effort. Elle est *nécessaire :* on ne peut en détacher une partie sans nuire gravement à l'ensemble. Elle est à la fois *pathogénique,* classant sous une même rubrique les faits dont l'origine est semblable, et *clinique,* groupant en un seul faisceau des suicides dont les caractères sont identiques entre eux et se différencient nettement de ceux des groupes voisins.

Elle a un dernier avantage : cadre commode en pratique, dans son extrême simplicité, elle permet de rapporter immédiatement à sa vraie cause une tendance au suicide et d'en instituer, sans tàtonnements, le traitement rationnel ([1]).

[1] Laupts (*Annales médico-psych.,* t. I, p. 38, 1897) a donné récemment deux observations d'un genre curieux de suicide qu'il appelle « suicide sans motifs », et qu'il considère comme de la « mélancolie intermittente bénigne ».

Il est malheureux qu'il n'y ait là, comme le dit l'auteur, que « des observations très incomplètes ». « La crise consiste en une sensation de désespoir infini, d'abandon complet de toute énergie morale, survenant tout à coup et terrassant les sujets ». Les malades parlent d'un « amour immense de la mort », « de désespoir immense ». Ces crises surviennent à intervalles irréguliers, brusquement, sans motifs. Les travaux intellectuels prolongés, les petites contrariétés multiples joueraient peut-être un rôle dans leur apparition; l'instinct sexuel, mal ou non satisfait, « semble augmenter l'état morbide ». A l'heure actuelle, les malades sachant que leurs crises ont une évolution régulière, en attendent la fin avec une tranquillité relative. Le tout finit généralement par « un bon sommeil ».

Il faut attendre évidemment que ces observations se complètent : on ne peut en tirer, telles qu'elles sont, aucune déduction scientifique. Qui sait si l'on n'y verra pas des suicides impulsifs conscients ?

CHAPITRE IV

Pronostic et traitement du suicide impulsif conscient.

Le pronostic du suicide impulsif conscient est grave, d'abord en ce sens qu'il peut aboutir réellement au suicide. La mort du sujet ainsi frappé peut être, dans certains cas spéciaux, une véritable perte pour la collectivité : quelques grands hommes furent, on le sait, des épileptiques; la famille du suicide peut recevoir dans ses affections ou ses intérêts une atteinte irréparable. Le suicide impulsif conscient est souvent un véritable malheur. D'autant que la victime, véritable épileptique larvé, ne souffrait pas des dégoûts et des inconvénients ordinaires d'une affection dont les habituelles manifestations peuvent largement légitimer le suicide.

Une autre considération, qui doit avoir son poids dans cette appréciation du pronostic, est la substitution possible de l'épilepsie psychique en épilepsie franche.

Les impulsions au suicide disparaîtront peut-être, mais ce ne sera qu'au prix des grands symptômes moteurs du mal comitial. C'est le pronostic de l'épilepsie ordinaire qui va s'imposer. On en connaît la gravité.

Cette substitution, à la merci d'une foule de causes dont on ne peut pas toujours parer le choc, permet de dire sans exagération que l'individu affligé de l'impulsion-suicide consciente, d'origine comitiale, est doublement menacé dans son intelligence et sa vie : comme épileptique et comme impulsif.

Dès lors, il ne sera pas exagéré d'affirmer que des trois variétés de suicide pathologique dont nous avons parlé : les suicides impulsif conscient, somnambulique et des obsédés, le premier entraine avec lui le pronostic de beaucoup le plus grave.

Ce pronostic est encore assombri par la transmission possible à travers une race de la tendance destructive. Nous en avons donné un exemple.

Mais, dira-t-on, nous possédons le remède héroïque à toutes les manifestations du mal comitial. Les bromures ne vont-ils pas considérablement l'améliorer, ce pronostic que vous faites si sombre?

Cette question du traitement du suicide impulsif conscient est beaucoup plus complexe qu'il ne semble à première vue. Étudions-la avec attention.

Il n'est pas absolument vrai, d'abord, que les bromures soient le remède infaillible à toutes les manifestations comitiales. On admet cependant que l'épilepsie larvée peut en retirer un bon secours; ce qui est généralement vrai. Il faut avouer pourtant que, dans les cas, un peu particuliers, d'épilepsie avec conscience, les bromures ne semblent pas d'un emploi très avantageux. On remarquera que, dans les quelques observations d'épilepsie consciente que nous avons empruntées aux auteurs, on trouve notée invariablement la grande fréquence des crises; or, il n'est pas douteux qu'on ait traité ces malades par les bromures : chez eux, ils n'agissaient donc pas.

Chez deux de nos malades, le bromure de potassium a eu des avantages nuls. Il semble en résulter qu'il ne faudra pas trop compter sur lui. Cependant, notre quatrième observation fournit un beau cas de ses effets bienfaisants.

Une autre considération très intéressante se détache de l'observation de notre premier malade : lorsque les attaques convulsives sont venues se substituer à ses crises d'impulsion consciente, il fut soumis à un traitement bromuré dont les doses progressives furent portées assez haut. Que se passa-t-il? Les convulsions cessèrent à peu près complètement, les impul-

sions reparurent, plus violentes même que par le passé. Il est
permis de craindre qu'il en sera de même dans tous les cas
semblables. On sait que sous l'influence des bromures les
paroxysmes majeurs sont souvent remplacés par des paroxysmes mineurs (vertiges, absences, etc...).

Dès lors, une question délicate se pose : que vaut-il mieux
laisser au malade : ses convulsions? ses impulsions? Problème
susceptible de réponses diverses, suivant la violence, l'irrésis-
tibilité des impulsions, la force de résistance du sujet.

Dans bien des cas, sans doute, quels que soient les inconvénients, les dangers même des convulsions, on préférera leur
abandonner le malade que de le laisser la proie d'impulsions
subites dont la gravité est indéniable et auxquelles, sous le
choc de circonstances diverses, le sujet n'aura plus la force de
résister.

Un commerçant ruiné, un père frappé dans ses affections de
famille, seront dangereusement menacés par une impulsion
qui les saisira dans le désarroi de leur volonté et qui puisera
dans l'état de faiblesse actuelle des sujets des renforts qui
orienteront plus impérieusement leurs forces impulsives vers
le suicide.

Il y a donc peu d'avantages à retirer de l'emploi des bromures dans l'épilepsie psychique consciente et, bien que je
n'aie pu en faire l'essai prolongé, il doit en être de même des
autres agents médicamenteux employés contre l'épilepsie.

Les traitements hygiénique et préventif semblent solliciter
une plus grande attention. Ce seront les prescriptions, les
soins bien connus dont on accompagne l'épilepsie héréditaire
de la naissance à la mort. Rien de spécial n'est à signaler au
point de vue strictement restreint qui nous occupe. L'impulsif
conscient est un épileptique comme le convulsif, le maniaque
furieux, le délirant transitoire. Il bénéficiera au même titre
des ressources d'une hygiène bien entendue.

Mais il est une partie du traitement de l'impulsif conscient sur laquelle il sera nécessaire d'insister : le traitement moral domine ici bien certainement la thérapeutique. Nous ne voulons pas dire qu'il faille, au moment de ses accès, « faire la morale » à l'impulsif. Nous croyons cela bien inutile. Mais l'éducation de la volonté, le développement des sentiments d'altruisme, le resserrement des liens familiaux rattacheront plus intimement à la vie celui qu'une force développée en lui pousse périodiquement au suicide. Il faut qu'à ces moments de danger, il trouve dans l'intimité de sa conscience, dans les affections qui l'entourent, dans les devoirs qui le maintiennent à son poste de combat, des armes pour lutter victorieusement contre son ennemie : l'impulsion.

Le mariage, la constitution d'une famille, voilà sans doute la source des plus pures joies et des plus solides arguments qui pourraient retenir ces malheureux sur la pente du suicide. Mais le mariage des épileptiques soulève tant de questions délicates !... Ne craindra-t-on pas les chocs incessants d'une union mal assortie, même au point de vue strictement médical ? Que sera la descendance de l'épileptique ? Les rapports conjugaux ne lui seront-ils pas néfastes ? — Oui, sans doute ; mais si vous défendez le mariage à l'épileptique, vous le livrez au concubinage, bien plus lourd en conséquences fâcheuses...

Le mariage, si les conjoints voulaient ou pouvaient observer les règles plus ou moins adoucies d'une hygiène conjugale bien comprise, serait, en fin de compte, le plus grand bonheur qui puisse arriver à l'épileptique éprouvé par des impulsions conscientes au suicide. Dans bien des cas, probablement, il ne faudrait pas hésiter à passer par-dessus toute autre considération et à conseiller le mariage de l'impulsif.

Ce fut chez nous une conviction profonde que ce pouvoir préservateur de la famille, du jour où nous vîmes notre troisième malade écraser, suivant son expression, à la seule vue de sa fille, l'impulsion qui peut-être l'emportait.

Mais en conseillant le mariage, la responsabilité du médecin est bien lourde ! Sait-on jamais comment évoluera l'impulsif ? Ses impulsions ne seront-elles jamais homicides ? Des convul-

sions, objets de frayeur et de dégoût pour certains, n'apparaî-
tront-elles pas un jour ou l'autre?

On n'a pas le droit de violer la règle du mutisme profession-
nel, absolue ici comme partout ailleurs; — et l'épilepsie d'un
conjoint, cachée au moment du mariage, peut devenir un cas
de divorce.

On doit prendre en main l'intérêt de son client; — et cet
intérêt peut être manifestement contraire à celui du public.

Comment résoudre ces graves problèmes de déontologie
médicale? — Ce ne sont pas des règles étroites qu'on peut
poser : chaque cas amène sa solution différente...

Je ne suis pas partisan du mariage des épileptiques, non,
certes; et si j'étais jamais consulté à ce sujet, je croirais faire
mon devoir — de médecin et de philanthrope — en le décon-
seillant. Mais je crois pouvoir déclarer que si j'avais à choisir
entre bien des épileptiques, c'est à l'impulsif conscient spécialement poussé au suicide que j'accorderais le mariage avec le
moins de répugnance.

A défaut de l'éducation religieuse, qui n'est plus susceptible
aujourd'hui de pousser ses racines dans tous les terrains,
l'éducation morale — nous l'avons dit — sera l'objet des soins
les plus assidus.

Toutes les contrariétés, toutes les déceptions, seront écartées
dans la mesure du possible. L'impulsif conscient se mettra,
par de sages précautions, des placements financiers solides, à
l'abri de ces fluctuations subites de fortune dont notre époque
a donné des exemples si nombreux : on comprend avec quelle
probabilité on pourra porter un pronostic fatal à brève
échéance en face d'un homme que la ruine vient d'atteindre et
qui n'a que son seul attachement aux jouissances matérielles
pour résister à ses impulsions au suicide.

Inutile de dire que ces conseils, ces précautions morales
varient avec les individus, suivant leur position sociale, leur
éducation, leurs goûts, etc... C'est, de la part du médecin,
question de tact et d'habileté : ce sont choses qu'on n'apprend
pas.

CHAPITRE V

Applications médico-légales.

La première conclusion médico-légale que nous voulons tirer de notre travail, est la suivante : depuis l'aura jusqu'aux grandes convulsions, en passant par les troubles psychiques et les impulsions, l'épilepsie peut rester consciente et mnésique. — Le dogme de l'inconscience, de l'amnésie épileptique, ne saurait plus être accepté dans toute sa tyrannie. — Le droit de cité scientifique est définitivement conquis à cette vérité indiscutable de la conservation de la conscience et du souvenir dans l'épilepsie.

Puissent les faits que j'ai rapportés briser quelques nouvelles résistances !

Puissent les experts abandonner, enfin, la formule étroite qu'on impose encore à l'épilepsie ! C'est, comme le dit Tamburini, une question non seulement de Science, mais encore de Justice, de Vérité.

Et maintenant dans quel sens faut-il trancher la question de la responsabilité criminelle de l'impulsif conscient épileptique ? — Sans doute, il n'est pas besoin de parler de cette responsabilité dans le suicide, mais l'impulsion peut se concréter dans tout crime et tout délit : homicide, viol, incendie, etc..., et la question de la responsabilité peut se poser à chaque instant.

Crime, délit, c'est-à-dire rébellion contre la loi ; responsabilité, c'est-à-dire accomplissement de l'acte en possession du
libre arbitre : ce sont là définitions métaphysiques qui répu-
gnent au médecin ; mais il ne peut se dispenser de partir de
ces données, si peu scientifiques qu'elles soient.

Le magistrat demande à l'expert si l'inculpé est responsable
ou non. L'article 64 du Code pénal va définir l'irresponsabilité : « Il n'y a ni crime, ni délit, lorsque le prévenu était en
état de démence au temps de l'action, ou lorsqu'il y a été contraint par une force à laquelle il n'a pu résister. »

L'impulsif conscient « a été contraint par une force à laquelle
il n'a pu résister » : il est **irresponsable.** — Entièrement
irresponsable : il est dans les mêmes conditions que l'impulsif
épileptique considéré comme inconscient parce qu'il n'a plus
le souvenir des actes qu'on lui reproche. L'impulsion est la
même dans les deux cas ; elle est irrésistible au premier chef,
et ce n'est pas dans la conscience ou dans le souvenir d'un
acte qu'il faut chercher un critérium de responsabilité.

Mais la volonté persiste, dira-t-on ; l'inculpé n'eût pas dû
céder ; il est responsable de sa faiblesse. — La réponse est
simple : l'acte incriminé n'a fait que suivre la défaite de la
volonté ; quand le malade a agi, elle n'existait plus, ou la force
qui le poussait était trop grande pour que la volonté luttât
contre elle avec succès.

*L'impulsif conscient épileptique n'est donc pas responsable
criminellement. Il ne l'est même pas civilement.* La jurisprudence est, depuis longtemps, fixée sur ce point en ce qui
concerne tout épileptique (¹) : l'impulsif conscient bénéficie
des mêmes dispositions.

Si ces malades échappent aux rigueurs de la justice, ils n'en
sont pas moins des nuisibles, puisqu'ils ont été déférés aux
tribunaux.

(¹) Voir à ce propos une dissertation juridique de Labbé, professeur à la Faculté de
droit de Paris, *in Revue critique de législation et de jurisprudence,* t. II, p. 109,
1870 (De la démence au point de vue de l'irresponsabilité et de l'imputabilité en
matière civile).

La société a le droit de s'en défendre, de les mettre dans l'impossibilité de nuire.

La justice devrait abandonner ces irresponsables à la Science, qui entreprendrait sur eux une œuvre de rénovation morale et physique; mais, dans l'état actuel des choses, on placera tout simplement le malade dans un asile d'aliénés; les uns affirmeront qu'il sera bon de l'y laisser à perpétuité, car on n'est jamais à l'abri des récidives; les autres penseront qu'on pourra l'élargir dès qu'il semblera guéri de la maladie qui a provoqué l'acte coupable.

L'internement dans un asile est la seule alternative possible en présence d'un individu qui a commis un acte qualifié crime et que son état mental ne permet pas de diriger sur la prison. En ce qui concerne les simples délits, l'ordonnance de non-lieu est obtenue facilement pour les aliénés ou les impulsifs : c'est à la famille, si elle le peut ou si elle s'en soucie, de tenter le relèvement physique ou moral, ou la guérison de son membre.

On le voit, rien n'est plus simple que ce système de pénalité. D'un aliéné, d'un irresponsable, la société se protège en l'internant dans un asile; elle se protège aussi du criminel vulgaire, mais elle applique la loi du talion, et le frappe d'une peine qu'elle croit proportionnée à la faute, car c'est une faute de ne pas obéir aux lois protectrices de la collectivité et de l'individu.

Oui, rien n'est plus simple; mais il est permis de désirer mieux. Espérons que les théories de l'école anthropolique (qui n'a rien de commun avec celle de Lombroso) pénétreront de plus en plus les milieux juridiques, et qu'elles amèneront la refonte, nécessaire en certains points, du code pénal. Quoi qu'il en sera, résumons brièvement les grandes lignes de la question de l'impulsif conscient qui a cédé à quelque impulsion nuisible.

Déclaré irresponsable, il est dirigé sur l'asile ou rendu à sa famille, suivant la gravité de l'acte qu'il a commis. On instituera son traitement moral, hygiénique, médicamenteux; peut-être le malade n'a-t-il pas encore été traité : il n'est pas impossible qu'on le guérisse.

Si ces résultats sont nuls, un traitement original pourrait être tenté : nous voulons parler de celui qui amènerait la substitution des crises convulsives aux accès impulsifs. Ne serait-il pas indiqué bien souvent? Qu'on se souvienne du malade qui fait l'objet de notre première observation.

En vérité, ce chapitre n'est pas écrit du traitement de l'épilepsie par la provocation des crises impulsives; et si des métastases, comme disait l'ancienne médecine, ont été appelées thérapeutiquement dans d'autres maladies (dans l'arthritisme particulièrement), je ne sache pas que la transformation des impulsions épileptiques en convulsions ait été tentée de propos délibéré.

: Les moyens qu'on pourrait employer sont faciles à trouver. Il suffit de connaître les causes déterminantes des accès convulsifs et d'en essayer l'application.

Qu'on ne se méprenne pas sur nos intentions et qu'on n'aille pas dire que toutes les fois que nous nous trouverons en présence d'une impulsion épileptique, nous ferons tous nos efforts pour développer le grand mal. Nous disons simplement que, dans certains cas d'impulsions irrésistibles et très graves dans leurs conséquences, on peut être autorisé à tenter la substitution. Le malade lui-même préférera sans doute ses convulsions. De deux maux, il aura le moindre[1].

Une dernière question se pose à propos de l'impulsion consciente épileptique et particulièrement du suicide impulsif conscient. Un contrat d'assurance sur la vie est-il valable après ce suicide?

On sait que dans l'épilepsie, en dehors du suicide, ces contrats restent valables si l'assuré s'est reconnu épileptique avant

[1] On comprend pourquoi je parle de ce traitement dans un chapitre destiné à des considérations médico-légales; le médecin, avant de se résoudre à le tenter, devra, sauf exception, avertir son client ou sa famille, et peser lui-même mûrement les motifs de sa détermination. Sa responsabilité pourrait, sans ces précautions, être lourde, tout au moins en face de sa conscience.

de signer son engagement ou si la maladie ne s'était pas encore
déclarée, ou s'il l'ignorait. Dans les cas contraires et lorsque
l'assurance s'est conclue en état de petit mal intellectuel, le
contrat est nul de plein droit.

En ce qui concerne la question du suicide, les Compagnies
ont donné diverses solutions.

Entre ces Compagnies américaines qui déclarent le contrat
valable, pourvu que l'assuré ne se suicide pas dans les trois
premiers mois de son engagement, et ces autres Compagnies
qui refusent toute rétribution aux héritiers d'un suicide quelconque, on trouve un certain nombre de dispositions moins
exclusives.

Les unes consentent à payer la somme à laquelle l'intéressé
aurait eu droit s'il avait résilié son contrat le jour de son
suicide.

Les autres (et ceci nous intéresse tout particulièrement) font
une très logique distinction entre les suicides volontaires, normaux, et les suicides pathologiques. Ces derniers sont considérés comme de simples accidents; pour eux seulement le
contrat d'assurance reste pleinement valable.

On voit dès lors de quelle importance est la connaissance
complète de la pathogénie des suicides. L'expert ne saurait
loyalement remplir son mandat s'il n'en a pas fait une étude
approfondie.

Le suicide impulsif conscient est un suicide pathologique; la
Compagnie d'assurances est tenue à remplir les obligations de
son contrat. Trancher la question en ce sens est scientifiquement
et moralement nécessaire. Tout se résume dans une question
de diagnostic dont la solution ne sera pas, je l'avoue, toujours
facile.

Une dernière réflexion s'impose : même dans le cas où la
Compagnie d'assurances spécifierait que tout suicide amène
l'impossibilité d'une transaction future au profit de la famille de
l'assuré, il est certain qu'un de nos suicides pathologiques pourrait donner naissance à un procès dont le résultat n'est pas douteux : la Compagnie devrait s'exécuter absolument comme si le

malade était mort de sa belle mort. Et l'on ne pourait même pas, pour défendre la thèse contraire, invoquer la signature du suicide. Car, au moment où il s'est donné la mort, il était sous la domination d'une force étrangère; ce n'était plus lui qui agissait : il y avait en quelque sorte substitution de personne (¹).

Résumons-nous : l'impulsif conscient épileptique est irresponsable criminellement et civilement. La Justice doit l'abandonner à la Science, qui aura le devoir de le traiter et peut-être le bonheur de le guérir.

Quant à la question des assurances sur la vie, le suicide impulsif conscient est assimilable au suicide qui agit dans un accès de folie ou dans le cours d'un délire fébrile : le contrat conserve toute sa valeur.

(¹) Voir Dalloz, *Supplément au Répertoire*, 1887, t. I, p. 634, §§ 347, 348, 349.

RÉSUMÉ

Depuis l'aura jusqu'aux convulsions généralisées, toutes les modalités épileptiques [peuvent rester conscientes et mnésiques.

Plus spécialement, certains épileptiques qui n'ont pas encore présenté ou ne présenteront peut-être jamais les grands symptômes comitiaux, ont des impulsions au suicide parfaitement conscientes et mnésiques.

Cette tendance au suicide permet de créer un type clinique de suicide comitial : « le suicide impulsif conscient. »

Il entre dans la classe des suicides pathologiques.

Car tous les suicides se divisent naturellement en deux grands groupes : les suicides normaux et les suicides pathologiques.

Dans ce dernier groupe, nous avons cru pouvoir légitimement démêler quatre variétés :

Le suicide dans l'aliénation mentale;

Le suicide impulsif conscient (épileptiques);

Le suicide somnambulique (hystériques);

Le suicide des obsédés (dégénérés et neurasthéniques).

Nous avons mis en lumière les traits distinctifs de toutes ces variétés de suicide.

Insistant plus particulièrement sur le suicide impulsif conscient, nous avons dit la gravité de son pronostic.

Le traitement en sera médicamenteux, hygiénique et moral.

L'impulsif conscient est, au point de vue légal, irresponsable criminellement et civilement.

S'il a souscrit une assurance sur la vie et qu'il se suicide, le contrat conserve toute sa valeur.

Bordeaux. — Imprimerie G. Gounouilhou, rue Guiraude, 11.